光線療法の真実

カーボンアークが
あなたの身体を
活性化する

神門良江
Goudo Yoshie

明窓出版

はじめに

皆さんは、「日光浴」という言葉から、どんなことを連想しますか？


「ポカポカしてあったかい」

「明るくて気持ちいい」

「健康にも良さそう」

そんなふうに良いイメージで捉える方がいらっしゃる一方で、

「日に焼けそう」

「お肌に悪そう」

「紫外線は体に悪いんじゃない？」

などと、ネガティブな考えを抱く方も少なくないようです。

特に女性の場合、美しい肌でいるためには、太陽から放射される紫外線は大敵で、外出時にはUVクリームを塗り、長袖の服を着て、帽子や日傘で日焼けを予防するという方がたくさんいらっしゃいます。

きっと皆さんの中にも、お肌を焼かないように気をつけておられる方が多いことでしょう。

テレビや雑誌、ドラッグストアなどで、紫外線対策とか日焼け予防といった文字を見るたびに、私の心の中には、「もったいないなぁ」という思いが湧いてきます。

もちろん急激な日焼けをおすすめしたいわけではありませんが、「絶対、紫外線を浴びないようにしなくちゃ」「常に日焼けから皮膚を守らないといけない」と、行き過ぎた対策をされている方には、本当のことを知ってほしいと思うのです。

だって太陽の光は、実は私たちの健康にさまざまな恩恵をもたらしてくれるのですから。

はじめまして。

私は、神門良江（ごうどよしえ）といいます。

出雲生まれの、出雲育ち。

数年前までは、地元で主人と出雲そばのお店を営んでいました。現在は息子夫婦に代を譲り、縁あって出会った方々と好きなことや興味のあることに挑戦するなど、楽しく元気に日々を過ごしています。

今でこそ「もっと太陽の光に当たったほうがいい」と思っている私ですが、以前は多くの女性と同じように、紫外線にはあまりいい印象を持っていませんでした。

しかし、ある時「光線療法」という自然療法を体験し、「紫外線（太陽光）＝悪者ではない」ということに気づきました。悪者ではないどころか、私たちが健康に暮らしていく上で、太陽光はなくてはならないものだとわかったのです。

詳しくはこれからご紹介させていただきますが、太陽から放射される光線には、紫外線の他、赤外線、可視光線があり、それらが複合的に体に影響を与えていると考えられています。体を温め、免疫力や代謝力を増大させたり、ビタミンDを生成してカルシウムの吸収を促したりと、たくさんの良い作用をもたらしてくれるのです。

だからこそ、「日光浴」の良さをもっと見直していただきたいと思うのですが、「日光浴」には1つだけ困ることがあります。

それは、いつでも好きな時に日光を浴びることはできないということです。

夜間や雨の日、曇りの日も太陽が出ていないためできません。

また、冬の厳しい寒さや、夏の酷すぎる暑さの下では、日光浴をするほうが体にダメージを与える可能性があります。

アレルギーのある方なら花粉の時期には外出したくないでしょうし、最近は黄砂やＰＭ２・５の発生も気になるところです。

このように、私たちの都合に合わせられないというのが、「日光浴」の大きな弱点なのです。

では、時間や季節に関係なく日光浴と同じことができる方法はないのでしょうか。

実はその方法こそ、私がお伝えしたい「光線療法」なのです。

「光線療法」とは、ひと言で説明するなら、太陽光にごく近い光を浴びることで、健康維持や気になる症状の緩和に役立てていく治療法です。室内で行うことができますから、自然光のように、天候や季節に左右されず、好きな時に光を浴びることができるのです。
とても画期的で便利なものですが、残念なことに、まだまだ広く知られているとはいえません。

「いくつになっても、健やかな毎日を送りたい」

これは皆さん共通の願いだと思います。また、昨今「健康寿命を延ばそう」という声がずいぶん聞かれるようになりました。しかし、それにも関わらず、現実にはたくさんの方が健康に何らかの不安やお悩みを抱えていらっしゃいます。
ほとんどの方は具合が悪くなれば病院に行き、お医者さんの診察を受け、薬を飲んで病気を治そうとなさいます。場合によっては手術をしたり、入院されることもあるでしょう。それがごく普通なのかもしれません。

でも、本当にその方法しかないのでしょうか。

病院や薬で病気を治す以外にも、体を癒したり、自然治癒力を高めたりする方法があるとしたらどうでしょう。

そして、その方法が光を利用するという、とても手軽な方法だとしたら、皆さんの意識も変わってくるのではないでしょうか。


本書の出版を思い立ったのは、太陽光は決して悪者ではなく、私たちの健康を維持していく上でとても大切な役割を担っていること、また、太陽光に近い光線を発する光線療法という治療法があることを、一人でも多くの方にお伝えしたいと考えたからです。

自分自身も、光線療法と出合ってさまざまな体験をし、本当によかったと思っていますし、光線について勉強したおかげで、改めて太陽光のありがたさに気づくことができました。


健康へのアプローチは、決して1つではありません。

皆さんが健康を考える時の1つの選択肢として、私がこれまでに学んできたこと、体験したことがお役に立つなら、とても幸せなことだと思います。

病気から解放されたり、身心ともに健やかに暮らす方法は、意外と身近なところにあるのです。

光線療法の真実　カーボンアークがあなたの身体を活性化する　目次

第2章　太陽から届く光線

第3章　光線療法の基礎知識

第4章　光線療法で体を癒やす

第5章　気になる4つの病気と症例

第6章　光線療法Q&A

第1章　痛みがなくなる不思議な体験

親知らずを抜いた後に光線療法を受ける

私が光線療法と出合ったのは、２００４年のことです。

当時の私は、主人と一緒に、地元で出雲そばのお店を切り盛りしながら、忙しい毎日を送っていました。特に深刻な病気に悩んだり、病院や治療法を探していたわけではありません。普通なら光線療法と出合うことも、その名前を知ることもなかったでしょう。

でも、そんな私がこうして光線療法の本まで書くことになったのですから、人生というのは、本当に不思議なものです。

光線療法と出合ってから、私自身何度も、痛くなって当たり前の状況なのに〝痛みがない〟という不思議な体験をしました。また、関心を持って周囲を見ていると、いくつも不思議な体験談が聞こえてきたのです。

まずは、光線療法との関わりが深まり、サロンの開業を決意するまでを、振り返りながらお話ししたいと思います。

私が初めて光線療法の光線浴を体験したのは、矯正歯科で親知らずを抜いた時のことです。

それは、とてもユニークな体験でした。

たまたま友達から、

「埼玉に面白い歯医者さんがいるらしいよ。歯の噛み合わせを矯正してもらうと、体の調子が変わるんだって。行ってみない？」と声をかけられ、興味本位で行くことにしたのが始まりでした。

友達と連れ立って、島根県の出雲から埼玉県にある矯正歯科を訪ね、さっそく診察を受けたところ、先生は、私の奥歯にいちばん問題があるとおっしゃいました。奥歯が痛かったわけではありませんが、親知らずがあるために歯の噛み合わせが悪く、それが体の歪みにつながっているとのことでした。

確かに、その頃の私は足の裏に痛みがありましたので、それが体の歪みによって生じているという先生の説明に合点がいきました。

ただ、治療をするとなると、まずは親知らずを抜かねばなりません。それを考えると途端に不安な気持ちになりました。

実は、数年前に主人が親知らずを抜き、その後1週間以上も痛みで苦しんだ姿を見ていたからです。主人が通ったのは別の歯科ですが、同じような処置をするのですから、私も主人のように痛みに耐えることになるのではないかと思ったのです。

そんなふうに考え始めると、どんどん気持ちが重くなっていきましたが、問題のある歯をそのままにしておくこともできません。そこで先生のご提案に従い、親知らずを抜いていただくことにしました。

親知らずを抜く手術自体は、1時間もかかりませんでした。それでも歯ぐきを切開して抜くわけですから、出血が多かったようです。

「麻酔が切れたら、きっと痛みが襲ってくるんだろうな」などと考えていると、先生から階下の整体治療院で光線療法を受けるように促されました。

「光線？　それは何ですか？」と先生にお聞きすると、

「光線療法というのは、太陽光線の作用を応用して、健康維持に役立てようという民間療法です。当院で治療を受けた患者さんには、受けて帰っていただいています」と、説明してくださいました。

光線を使った治療など受けたことはありませんでしたが、とにかくここまで来たらものは試しです。好奇心旺盛な私は、光線療法にチャレンジしてみることにしたのです。

整体治療院で案内された部屋には、大きな布ですっぽりと覆われた施術台が置かれていました。施術台のまわりに数台のストーブのように見える機械が設置されていたので、その機械から出る光を浴びるのだと想像しました。

治療院のスタッフさんから、

「衣類を脱いで施術台に横たわり、裸の状態で光を浴びます」と聞いた時は少し驚きましたが、

「施術中の部屋は誰も入れませんし、施術台全体を覆うので、外からは何も見えません」

という説明を聞いてひと安心。実際、その通り、誰にも見られることなく準備することができました。

ほどなく「では始めます」と声がかかり、横向きで寝転んだ私の体は、明るい光に包まれました。

しばらくすると、体が内側からポカポカと温かくなってくるのを感じました。まるで温泉に入っているような心地良い感覚です。装置が発するカチカチという小さな音も耳に心地良く、私はいつの間にか寝てしまったようでした。

スタッフさんから声をかけられ、ハッと目覚めると、光線の照射を始めてから1時間が経過していました。光線を浴びる前よりもスッキリしたような気がして、「光線療法って気持ちがいいものだな」と思いました。これが、私の光線療法に対する最初の感想です。

しかし、光線療法について驚いたのは、この後です。

光線療法を終え、矯正歯科に戻って噛み合わせの説明をお聞きしたのですが、お話が終わった時点で、親知らずの手術から2時間以上が経過していました。麻酔は2、3時間で切れると聞いていたので、そろそろ痛みが出てくる頃かと覚悟していたのですが、全く痛みがありません。これは、本当に不思議でした。

しかも、矯正歯科を出たその足で、一緒に行った友人たちと近くのお寿司屋に入り、互いの体験を報告しあったのですが、友人の一人も同様に親知らずを抜く処置を受けたにも関わらず、麻酔が切れた後も痛み止めを1錠も飲んでいませんでした。それどころか、みんなでお酒を飲み、お寿司をつまんでいるのです。誰がどう見ても、さっき親知らずを抜いてきた人たちとは思えない光景だったでしょう。

そして、この〝痛みがない〟という不思議な体験は、翌日目覚めてからも続きました。主人は何日も痛がっていたので、念のために鎮痛剤をいただいていましたが、結局1錠も飲まずにすんでしまいました。

「この違いは何だろう？　私だけならともかく、友達も痛みがないし……。先生の腕も良かったのだろうけれど、あの光線のおかげではないのかしら？」

そう考え始めると、光線療法ってすごいものかもしれないと思い、とても興味がわいてきました。

これが、私と光線療法の出合いでした。

光線治療器が家にやって来た!

「光線療法っていいものだわ。近くの歯医者さんでも採用してくれたらいいのに」

歯科治療で不思議な体験をしたといっても、その時の私の感想はこの程度のものでした。光線療法の機械が、なんと自宅でも使用できると知ったのは、親知らずを抜いてしばらくしてからのことです。

実は、矯正歯科に一緒に行った友人の一人が光線療法に興味を持ち、自宅用に装置を購入したのです。

あの時、歯の痛みが出なかったように、光線療法は体の他の症状にも使えると聞き、友人は装置を揃え、家族や知り合いに光線の照射をしてあげるようになっていました。

もちろん、私も家にあったらいいなとは思いましたが、光線治療器は1台で数十万円するものです。いいものかもしれないと思っても、「そこまでは出せないわ」と諦めていました。

しかし、それから2〜3年ほど経った頃、思いもよらないことが起きました。その友人から連絡があり、引っ越し先のスペースの都合で、光線治療器を処分するというのです。そして、せっかくなら欲しい人に譲りたいと、私にも声をかけてくれました。もちろん私は感謝とともに、譲っていただくことにしたのです。

数日後、私の自宅に届けられた光線治療器は、あの親知らずを抜いた日に体験したものと同じような装置でした。治療院では複数の治療器で全身に光を浴びましたが、1台でも気になる部分に光を当てることはできます。友達に使い方を教えてもらうと、治療院のように本格的に使いこなすのでなければ、治療器自体の扱いはそれほど難しくはありませんでした。

私は、届いた夜からさっそく治療器を使ってみることにしました。歯科治療の時と同じように、光の当たった部分がポカポカと温かくなり、とても心地良い感覚です。

改めて歯科治療の後の不思議な体験を思い出しながら、治療器が自宅にあることに心強さと安心感を覚えました。

足の爪を抜いた後の痛みが消えた!?

治療器を家で使い始めてからも、不思議な体験は続きました。

ある日、足の指に痛みを感じて見てみると、爪の生え際が赤く腫れ、膿を持っていました。痛みもあるし、通常なら安静にしているような状態ではありましたが、忙しいそば屋を休むわけにもいきません。

そこで、光線を当てて膿を散らそうと思い付き、1週間ほど足の指に光線を当ててみました。ところが、私の予想とは裏腹に、膿は簡単には散らず、痛みも取れません。これ以上ひどくなると、お店の仕事にも支障が出てしまうかもしれない。そう考えた私は、仕方なく整形外科を訪ね、診察を受けました。

整形外科での診断は、ひょう疽でした。小さな傷から細菌が入って腫れてしまったということで、先生からは、ここまで化膿すると一度爪を抜くしか方法はないと告げられました。

爪を抜くなんて、想像するだけでも恐ろしいことです。でも、今の痛みから解放されるにはそれしか方法がないのです。私は、覚悟を決めて処置を受けることにしました。

すると、ここでまた不思議なことが起こりました。

先生からは、爪を抜いた後に麻酔が切れるとすごく痛むはずなので、家で安静にして、痛み止めは何錠飲んでもいいといわれて家に戻りました。

しかし、自宅にいるとやはりお店が気になります。痛くなったら薬を飲むしかないと覚悟して、店を手伝うことにしたのですが、2時間経っても3時間経っても全く痛くならないのです。麻酔はとっくに切れているのに、家に戻った直後はおろか、その日の夜も翌日も、一度も痛み止めが必要になることはありませんでした。

結局、その後1週間は消毒のために整形外科に通いましたが、完治するまで薬を飲むことはありませんでした。

整形外科に行く前の1週間は、光線を当てても変化が感じられませんでしたが、爪を抜いた後のことを考えると、見えないところで何らかの変化があったのかもしれません。結果的に、痛みで辛い思いをすることはなかったし、とても順調に完治したのですから。

ちなみに、この爪を抜くという体験は、私に1つの気づきをくれました。

それは、出産の痛みに関することです。

私は、3番目の子供を出産した後、後腹の痛み（出産後、子宮が元の大きさに戻ろうとする時に起こる痛み）がとてもひどく、何度も痛み止めの座薬を使用したほどでした。その時のことを思い出したのです。

「もし光線療法を知っていたら、その痛みの辛さは違っていたかもしれない。妊婦さんの陣痛や、後腹の痛みが少しでも楽になるなら、試してみる価値はあるのではないかしら」

私の頭の中に、ふとそんな考えがよぎりました。薬品を使わず光線を当てるだけですから、副作用の心配もありません。まさに、母体にはぴったりだと思えたのです。

その気づきが、私が自分の痛みだけでなく、人の痛みにも目を向けるきっかけになりました。

ぎっくり腰にも光線療法を試す

足の爪が完治してしばらくすると、今度は腰に問題が発生しました。

お店での仕事は、お客様にお料理を出したり片付け物をしたりと歩き回るので、どうしても腰に負担がかかります。腰を痛めないように気をつけていたのですが、とうとうぎっくり腰になってしまったのです。

ぎっくり腰の痛みをご存じの方もいらっしゃると思いますが、ひどい時は立って歩くことができず、這うようにして移動しなければならないほどです。

これではお店に出ることはおろか、日常生活にも支障が出てしまいます。

でも、私は慌てませんでした。光線療法がぎっくり腰にも良い作用をもたらしてくれるという確信があったのです。

もちろん、当てた直後に元通りとはいかないでしょうが、それでも、試してみる価値はあると、さっそく、光線を当ててみることにしました。

治療器の光線を腰に当てて痛みがなくなるまでには、やはり何時間もかかりました。

朝7時過ぎから午後3時頃まで、約8時間当て続けて、ようやく腰の上半分くらいの痛みがなくなりました。その後も、「どちらにしても、痛みで動けないのだから」と、そのまま光線を当て続けると、午後7時頃には全く痛みがなくなり、普通に歩けるようになりました。

半日ほどの時間はかかりましたが、痛みをこらえながら何度も病院や治療院に通うことを考えれば、早かったとも思えます。

ぎっくり腰の痛みが引いたことも含め、自分の1つひとつの体験から、「光線療法はいろいろな部位に使える。もっといろんな使い方もできるにちがいない」と、私の中で光線療法への期待が大きく膨らんでいったのです。

がん再発、転移を告げられた友達との共通点

ぎっくり腰も治り、またいつものようにそば屋で忙しく働く生活が戻って来ました。

この時、私はすでに還暦を過ぎており、元気ではあっても体のことであれこれ気になり始めていました。自分のことはもちろんですが、主人や同年代の友達の体も心配でした。

そんな時、遠方に住む友達から、久しぶりに電話をもらいました。

彼女は何年か前に、乳がんの手術をしていました。1日も早い完治を願っていたのですが、電話の内容はそんな思いに反して残念なものでした。

乳がんが再発し、肝臓にも転移しているというのです。

今回は手術をせず、抗がん剤治療をするとのことですが、その口調は重く、事態の深刻さが伝わってきました。

私よりずっと若い友達のがん再発は、とてもショックでした。ただ、彼女が前向きに頑張ろうとしている限りは、私もそれを精一杯応援してあげたいと思いました。

「光線療法を試してみたら?」

私の頭に、そんな言葉が浮かびました。もしかしたら、がんの痛みも光線療法で軽減するかもしれないと思ったのです。

でも、人によっては西洋医療が万能であると考え、光線療法のような民間療法を敬遠することもあります。抗がん剤治療を続けると話している彼女に、自分の体験を話すことに迷いがあり、結局伝えることができないまま電話を切りました。

それを最後に、彼女からの電話はありませんでした。容体は気になるものの、聞くのが恐くて私からも連絡ができませんでした。

そのまま1ヵ月、2ヵ月と時間は経過していきましたが、心につかえたものは消えません。それどころか、時間が経つほど「このままではいけない」という気持ちが大きくなっていきました。

そして、ついに半年後、彼女に会いに行くと決めたのです。

とにかく会えば、私にできることがあるかもしれない。思い切って連絡を取ってみると、私が訪ねることをとても喜んでくれました。

友達の住まいの最寄り駅に着くと、本人が迎えに来てくれていました。

以前よりもほっそりとした印象はありますが、顔の血色も良く、調子は良さそうです。

そして、そのまま車で案内されたのは、彼女がやっているお店でした。

抗がん剤を使いながら自宅療養をしているのだろうと思っていたのに、すでに仕事にも復帰しているとわかり、私もうれしくなりました。

「元気になってよかったわ。抗がん剤が効いたのね」と私がいうと、彼女からは、

「それだけじゃないのよ」と返事が返ってきました。そして、

「実はね、抗がん剤を使いながら、光線療法っていうのを受けていたの」というのです。

私が、伝えられなかった光線療法のことを、彼女はすでに実践していたのです。

そこで、彼女に光線療法の感想をたずねてみると、

「わらにもすがる思いで試したけれど、光線に当たると心地良いし、痛みも和らいでいく感じがしたの。それでしばらく続けていたら、いつの間にか症状もいい方向に向かい始めたの」と話してくれました。

また、病院で検査をしてみたところ、がんの病巣も小さくなっていたそうです。

友達は、

「先生は『抗がん剤が効いてよかった』というのだけど、私はそれだけではないと思う。光線療法を取り入れたのもよかったと確信しているわ」とうれしそうに笑いました。

こんな不思議なことってあるのかしら？

自分の経験だけでなく、遠く離れた場所で病気に苦しんでいた友達も光線療法を体験し、実感を得ていたなんて。

私は光線療法との出合いに、不思議な運命を感じました。

この後も、きっと私の人生と関わってくるだろうという予感がして、どんな展開が待っているのかと楽しくなってきました。

光線療法を広めることが自分の夢に

自分や友達の体験など、いろいろなことが相まって、光線療法への関心は増すばかり。

とはいえ、普段はそば屋の仕事があるので、なかなか外に出かけて光線療法の情報を得るようなことはできません。

以前の私なら仕方がないと諦めていたかもしれませんが、少し前から、少しずつ今後の生き方を考えるようになっていたこともあり、光線療法のことも含め、これからのことを改めて考えてみたいと思うようになりました。


少し話が逸れてしまいますが、これは私の人生に大きな影響を及ぼしたできごとであり、光線療法にもつながることなので、お話しさせていただきたいと思います。

私は、光線療法の出合いと時期を同じくして、望月俊孝先生の「夢を叶える宝地図」にも興味を持ち始めていました。

ご存じの方も多いと思いますが、「宝地図」は自分が実現したい夢や達成したい目標を紙に描いたり、関連した写真や絵をボードに貼ったりして眺め、自分の成功イメージをより明確にし、潜在意識に落とし込むことで、自然と夢や目標を実現できるというものです。

還暦を過ぎてからこのようなことに挑戦したのは、自分の人生と向き合ってみなくてはという強い気持ちがあったからでした。

私が50歳の時、主人が突然に「そば屋をやる！」といい出し、本当にそば打ちの修行を始めました。私もそんな主人をサポートするために、30年勤めた学校事務の仕事を辞め、二人でそば屋を開業したのです。

おかげさまで、たくさんのお客様に来ていただけるお店になりましたが、忙しくなればなるほど、相手を思いやる余裕もなくなってしまいます。お客様には笑顔で接しながらも、少しずつストレスが溜まり、しんどさを感じるようになっていたのです。

「このまましんどい生活をしていたら、死ぬ時に誰かを恨んでしまうかもしれない。こんな生き方をしていてはダメ。もっと自分を大切にして生きなくては」

そんな気持ちでいた時に、たまたま望月先生のメルマガで宝地図ナビゲーターの講習会を見つけました。

宝地図ナビゲーターというのは、自分で「宝地図」のセミナーを開くことができる資格です。私自身はセミナーを開きたいと考えていたわけではないのですが、とにかく「宝地図」のことをしっかり学びたいと考え、思い切って参加したのです。

講習会の会場に行ってみると、私のように生き方に迷っている人、悩んでいる人もたくさん参加していました。お互いに悩みという共通点があるため、すぐに意気投合です。これまで知り合うことのできなかった、全く違う分野の友達をたくさん得ることができ、その点でも「宝地図」には、とても感謝しています。

講習会で学んだ「宝地図」を作ってみると、これまでモヤモヤしていたものがだんだんクリアになっていきます。具体的に紙に描き出すことで、気持ちの整理ができるのです。

また、「宝地図」は一度描いたら終わりというものではなく、叶えたい夢や目標のために、何度でも描き直していいのです。そうした気軽さも、「宝地図」の良いところだと思います。

ちなみに、講習会の最後に、みんなの夢の発表を行うのですが、その時の私が発表したのは、「一家に1台光線治療器。月に1回全身照射」（全身照射をするには5台必要ですので、月に1回はサロンなどに行ってほしいという意味です）で元気な体づくりをするというものでした。

その夢は今でも変わっていませんし、必ず実現させていきたいと思っています。

講習会を終え、ナビゲーターの資格も得て、次は何をするかです。

正直にいうと、「一家に1台……」といいながらも、具体的な計画があったわけではありませんでした。ただ、光線療法の素晴らしさを伝えたいとは思っていましたし、今後の生活を変えていくには、何かをしなければいけないことはわかっていました。

そこで、まず取り組んだのが、そば屋の世代交代でした。

料理旅館で修行をしていた息子が実家に戻り、主人とともにそばを打つようになっていましたし、お嫁さんも手伝ってくれています。主人も私も、いずれ店の経営を息子夫婦に譲りたいと考えていましたが、今がその時なのだと思うようになりました。

とはいえ、主人と私が一緒に辞めてしまうと息子夫婦も大変ですから、まずは、私がいなくてもお店が回るようにしていこうと考えたのです。パートさんの確保やローテーションの組み方を考え、私自身は少しずつ出番を減らしていきました。

しかし、実際にそば屋を引退してみると、何も仕事をしないのは周囲に気が引けますし、私自身の性分にも合いません。

バリバリ働くのではお店を手伝っている時と変わりませんし、好きなことができるように、あまり時間に縛られない仕事がいい。そんなふうに考えていくと、1つのアイデアが浮かんできました。

それが、自宅でサロンを開くというものでした。

実は、ちょうどその頃に住んでいる家が、新しい道路の建設予定地となったため立ち退かなくてはいけない状況にありました。せっかくなら引っ越し先の一部屋でサロンができないかと、理想の間取りを「宝地図」に描くようにしたところ、本当に不思議なことに、自分が思い描いた通りの家が、希望していたエリアで売りに出されたのです。

母屋と廊下でつながった離れがあり、サロンを開くにも十分な広さがありました。そこを使えば、母屋を通らずにお客様をご案内することができます。また、主人と私の生活スペースとなる母屋も自分が思い描いたままの間取りでした。

何か1つでも条件が欠けていたら実現できなかったのに、全ての条件をクリアした家があったのです。

私は、「願いが現実を引き寄せるというけれど、こういうことなのかな」と、「宝地図」のすごさに心の底から感心しました。

最初は、軽い気持ちで「サロンでも開いてみようかな」と考えていたのが、理想の家が見つかったことで、急に現実味を帯びてきたのです。

運命に導かれてサロンを開業

先述の通り、歯科治療で光線療法を知り、思いがけず光線治療器がわが家にやってきました。そして、自分も光線療法で不思議な体験をしましたし、光線療法を伝えようかと考えていた友人から逆にその効果を聞く機会もありました。

さらに、「宝地図」のナビゲーターを目指して勉強を始め、「光線療法を広めたい」という自分の思いが明確になったら、またもや思いがけず理想の家が見つかったのです。

どなたの人生にも、多かれ少なかれ迷いや悩みはあるものです。

もちろん私もそうですが、なぜか小さい頃から困ったり迷ったりすると、何か救いの手が差し伸べられるのです。

そば屋を開業した時から17年、このサロンを開く時もそうでした。

「どうしようかな」と考え始めたら、やはりいろいろなことが不思議にすんなりと決まっていきました。

夢や目標が叶っていくのは、こうした偶然がたび重なって導かれていくからではないでしょうか。そうすると偶然はもはや偶然ではなく、必然だったということになります。

「宝地図」でいうところの、「引き寄せ」です。

こんなふうに、いろんなことが決まっていくなら、この流れには逆らうまい。

光線療法の良さをいろんな人に伝えていくことが、私の使命かもしれない。

こうして、私は自宅の離れを使って光線療法のサロンを開くことを決意し、さらに光線療法の知識を深めていく術（すべ）を探すことにしたのです。

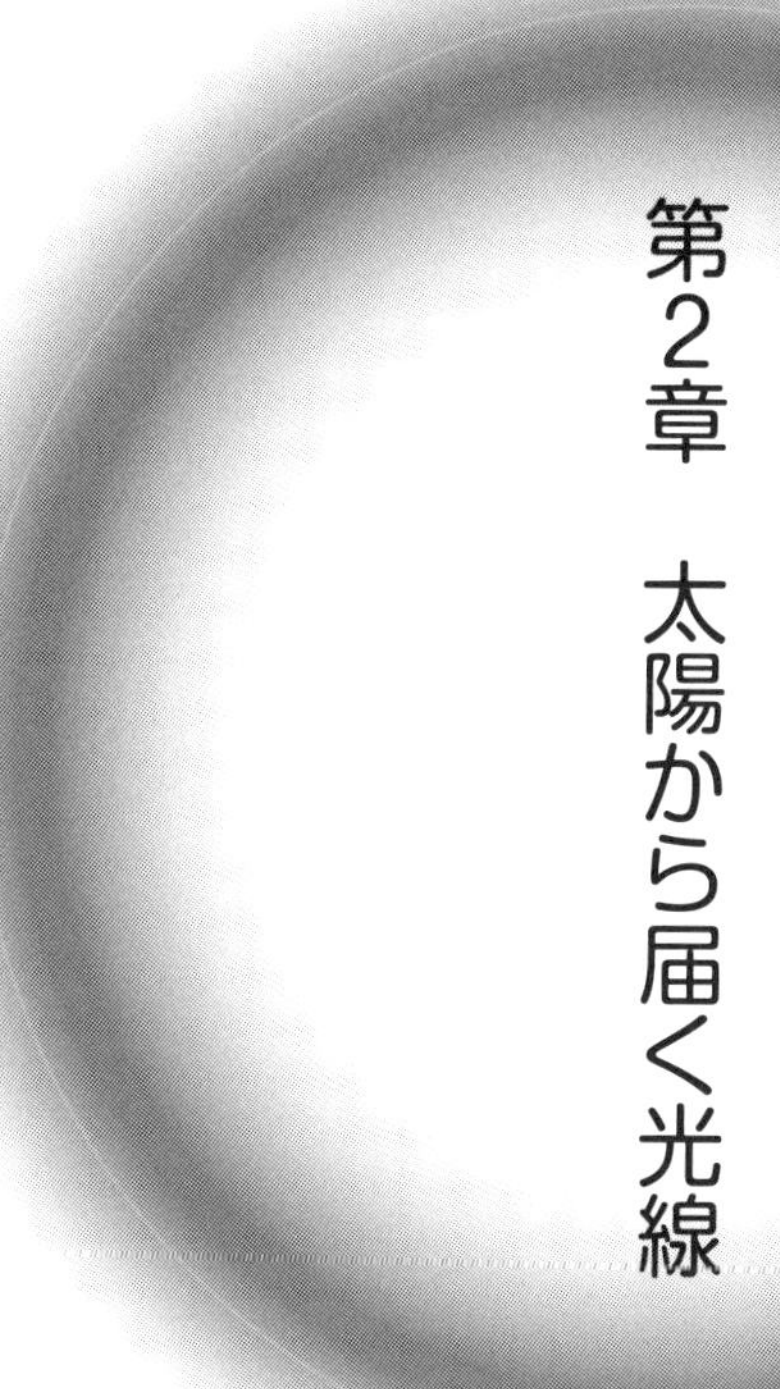

第2章　太陽から届く光線

太陽光がもたらす恩恵

私自身は体験から光線療法の良さを知りましたが、世の中には、こうした治療法があることすら知らない人がほとんどではないかと思われます。

「とにかく光線療法の存在を知ってほしい。健康のことで悩んだ時に、光線療法も対処方法の1つとして考えてもらいたい」

そんな思いで、私はサロンを開こうと考えました。

しかし、これまでのように家族や友人だけでなく、どなたにも来ていただけるサロンとして営業するとなれば、今のままの知識だけでは不十分だとも思いました。

そこで、光線療法をもっと深く学ぶにはどうすればいいかとインターネットで調べていると、ある光線治療器のメーカーさんとつながることができました。

思い切ってコンタクトを取ってみたところ、そのメーカーさんで研修を受けさせていただけることになったのです。

本当に多くのことを学んだ中から、この章では、特に太陽光についてご紹介していきたいと思います。

光線療法は、太陽の光にごく近い光線を使った治療法ですから、太陽光について詳しく知っていただくことで、光線療法への理解も深まることと思います。

さて、改めていうまでもないことですが、私たちが生きていく上で、太陽はなくてはならない存在です。もしこの世から太陽がなくなってしまったら、世界は文字通り真っ暗になります。

天候不良が続くと、「日照時間が少なくて、農作物の生育が心配」などといわれたりしますが、太陽がなければ、ほとんどの植物は育ちません。

植物は、太陽から降り注ぐ光のエネルギーを、光合成で別のかたちのエネルギーに作り変えて成長しています。光がなければ光合成もできないわけです。

そして、植物が育たなければ、それを食料にしているものにとっても、大変困った事態になります。動物は植物を食べることで、そのエネルギーを体内に取り込んでいますし、人間は、植物そのものや、植物から栄養をもらっている動物を食べることでエネルギーを摂っているのですから。

食物連鎖という言葉がありますが、動物も人間も食べ物のつながりの中で、太陽光のエネルギーを間接的に体内に取り入れているのです。エネルギーがなければ、生命活動を維持していくことはできません。

私たちが生きて活動していること自体、太陽から受けている恩恵だともいえるのではないでしょうか。

太陽光には3つの種類がある

太陽光の種類については、学校で習われているでしょうが、太陽光の知識をより深めていただくために、少しおさらいをする気持ちで読んでいただければと思います。

小さい頃、雨上がりの空にかかる虹を例に、光が7色に分かれると教わったご記憶はありませんか。

実は、虹の色を7つとしたのは、万有引力を発見したアイザック・ニュートンです。

ニュートンは、太陽光をプリズム（ガラスなどで作られた透明な三角柱の道具で、光を屈折させたり、分散させたりする時に用いるもの）に反射させると7つの色に分かれ、それを再び1つに合わせると、透明な光に戻ることを発見しました。

つまり、太陽の光は、その7つの色が合わさったものであり、色によって屈折する角度が違います。


この目に見える領域の7色の光は、可視光線と呼ばれています。紫外線や赤外線のように、目に見えない光線（不可視光線）があるということは、ニュートンの発見から1世紀以上もわからなかったそうです。優れた科学者たちも、その存在には気づけなかったのですね。

私たちが教科書で習う、今では常識のようなことも、先人たちの努力の積み重ねがあったからわかったことです。

多くの科学者や研究者たちが、光の分析に取り組んできたおかげで光線療法の治療器が開発され、たくさんの人を太陽光のように癒すことができるようになったことを思うと、感慨深いものがあります。

ちなみに、同じ太陽光の中でも、可視光線・紫外線・赤外線では何が違うのかというと、電磁波の波長が違います。

電磁波とは、電場と磁場によって生まれる振動（波動）のことです。太陽の光エネルギーは、電磁波として波を打つように地球に届いているのですが、この波の高さ（波長）が、電磁波の種類によって大きく異なるのです。

次のコラムは、光の種類と波長を表したものです。地球上まで届き、私たちの人体に影響を与える波長域は、赤外線・可視光線・紫外線の３種類で、その割合は、赤外線が約42％、可視光線が約52％、紫外線が約６％（Ａ波5．5％、Ｂ波0．5％）といわれています。

そして、それぞれの波長は、定義の仕方で数値に違いが見られますが、赤外線が約７６０ナノメートル（nm）以上、可視光線が約７６０～４００ナノメートル、紫外線（Ａ波）

が約４００～３２０ナノメートルとなっています。

紫外線にはＡ波～Ｃ波という種類があり、３２０ナノメートル以下の波長（Ｂ波とＣ波）もありますが、これらの大半は地上に届く前に大気中のオゾンに吸収され消滅すると考えられています。

紫外線がシミやソバカスの原因になる、皮膚がんになると心配する方もおられますが、そうした有害性が高い波長は、オゾン層で吸収されるＢ波、Ｃ波だといわれています。

近年はオゾン層の破壊によって地上に届く紫外線Ｂ波の量が増えているようですが、紫外線に当たると必ず皮膚がんになるというわけではありません。

ちなみに、太陽光線などの波長を表す単位には、ナノメートルのほか、ミリミクロン（mμ）やオングストローム（Å）などがあります。

１ナノメートルと１ミリミクロンは、どちらも１００万分の１ミリメートル（㎜）、１オングストロームは、０．１ナノメートルになります。

身近な単位と比べてみると、それぞれの波長の違いがとても繊細であることがご理解いただけると思います。

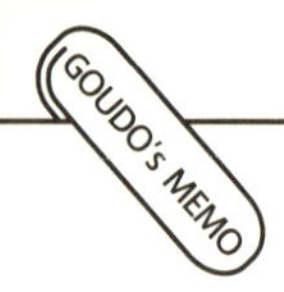

太陽光の種類

太陽から地球に降り注ぐ電磁波のうち、私たちの人体に影響を与えると考えられている波長域は、赤外線・可視光線・紫外線の3種類です。
赤外線が約760ナノメートル以上、可視光線が約760〜400ナノメートル、紫外線(A波)が約400〜320ナノメートルとなっています。

また、これらの光線は、ある波長域に渡って連続的につながっているという特徴があります。これを「連続スペクトル」と言います。

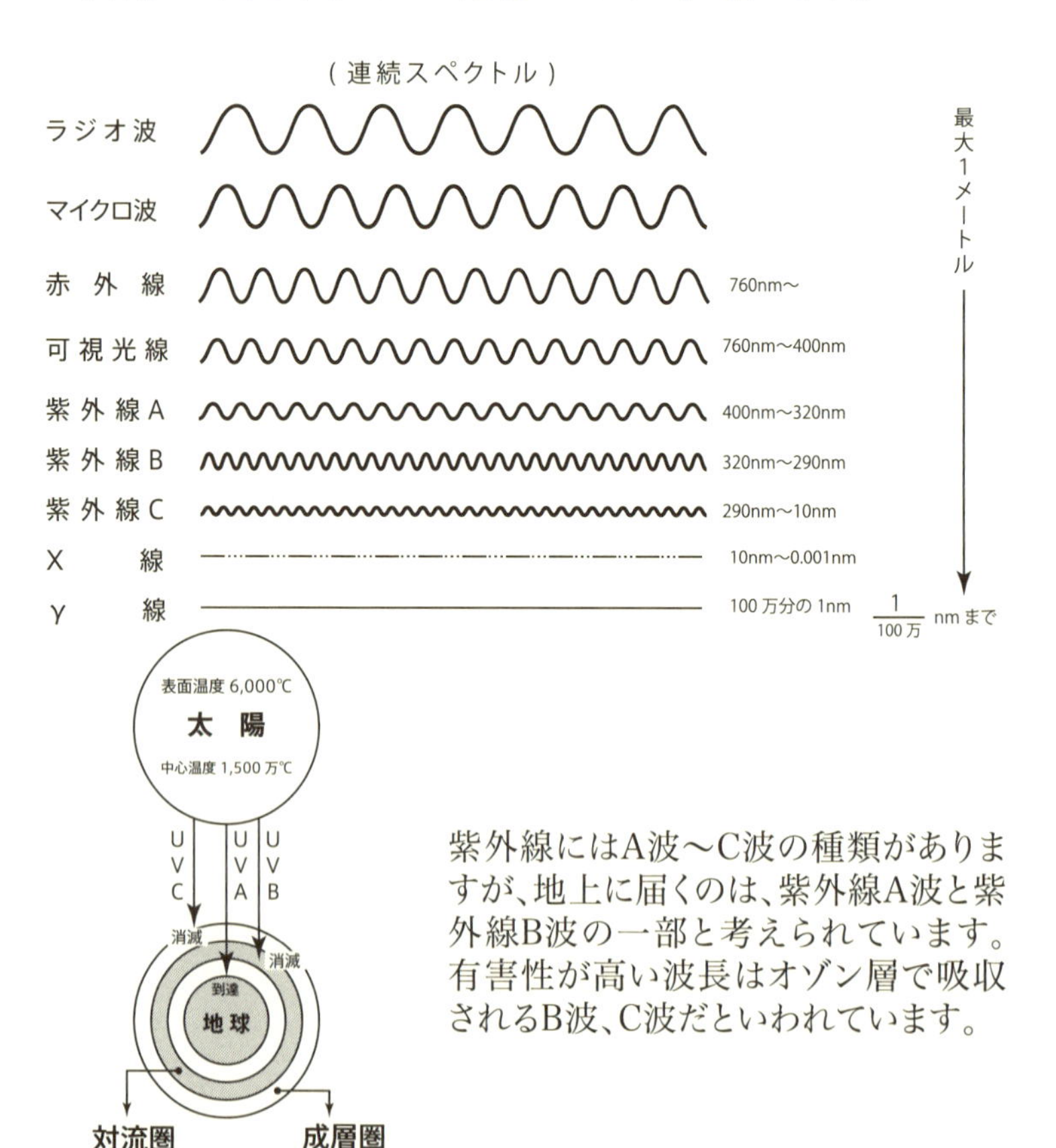

紫外線にはA波〜C波の種類がありますが、地上に届くのは、紫外線A波と紫外線B波の一部と考えられています。有害性が高い波長はオゾン層で吸収されるB波、C波だといわれています。

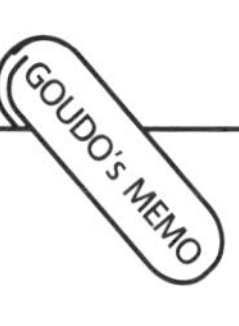

太陽光と皮膚がんについて

太陽光が皮膚がんを引き起こす原因になるという方もいますが、反対に、太陽光ががんの治療や予防に用いられているという報告もあります。

★太陽光と悪性黒色腫

1982年英国の医学誌「ランセット」で、公衆衛生と熱帯医学のロンドン校とオーストラリアのシドニー病院に付属する大学の研究グループが「悪性黒色腫は生活様式や職業柄いつも日光に照らされている人よりもオフィス労働者に多いこと」を報告しています。同グループのヘレン·ショー博士は皮膚がんが進行する危険度が最も低いのは、外でよく日光浴をする人であることを突き止めました。

★太陽光と菌状息肉症

太陽光線の照射で効果がはっきり確認できるものに、皮膚がんの一種である菌状息肉症(きんじょうそくにくしょう)があります。スイスのダボスにある専門病院が行った研究では、重症の菌状息肉症患者がアルプスで日光療法を受けたところ、ほとんどの患者が軽快に向かったと報告しています。

＊菌状息肉症は、皮膚T細胞リンパ腫の代表的な病気です。皮膚リンパ腫の中でもっとも患者数が多く、約半数を占めます。主に、成人および高齢者に発症しますが、子供や若年者でも発症する場合があります。発症の原因はまだ分かっていません。

★日光療法と乳がん患者

アメリカの内科医ザイネ·カイムは、1980年に出版した著書『日光があなたの生命を救う』(Sunlight Could Save Your Life)の中で41歳の乳がん患者さんに日光療法を行った例を紹介しています。

この患者さんはすでに乳房を切除し、化学療法も受けていましたが、効果がなくがんが肺と骨に転移していました。

カイムはがん自体を治療するのではなく、全身の健康状態を改善することを試みました。口にするのは未精製·未加工のものだけで多価不飽和脂肪酸を多く含む油脂は徹底的に排除し、そして日光浴を積極的に行いました。

すると患者さんはわずか数ヵ月で仕事に復帰し、がんが転移した症状も見られませんでした。

脳にシグナルを送る可視光線

では、赤外線・可視光線・紫外線には、それぞれどのような特徴があるのでしょうか。ここからは、光の種類ごとにご紹介していきたいと思います。

まず、可視光線についてです。

可視光線は目に見える光といわれますが、もう少し詳しくいうと、ある波長の光が目の網膜の中にある細胞を刺激して、色を認識させているということです。色によって波長が異なるため、私たちにはさまざまな色が見えるのです。

ちなみに、可視光線には7つの色があるといいましたが、波長の長いほうから赤・橙・黄・緑・青・藍・紫の帯状になっています。

そして、その帯の外側にある見えない部分について、赤の外側にあるのが赤外線、紫の外側にあるのが紫外線と呼ばれているのです。このように考えると、その名称もなるほどと思えます。

また、可視光線には赤側に近いほう、つまり波長の長いほうが熱を生みやすいという特徴があります。

この後もご紹介しますが、赤外線には体を温める作用がありますから、可視光線も色が赤に近いほどその傾向が強くなるといえそうです。

さらに、可視光線は〝目に見える〟だけでなく、私たちの体に次のような影響も与えています。

目で受け取られた光の刺激により、神経伝達物質セロトニンの分泌が促され、それを元にメラトニンと呼ばれるホルモンが作られます。

この2つの物質は睡眠と覚醒にも大きく関わっていますから、生き生きとした毎日を送るために、太陽の光の作用はとても大切なものだといえます。

現代社会では、照明のおかげで夜でも明るい室内で過ごすことができます。そのために太陽光の存在を意識することが少なくなり、結果、体のサイクルにも影響を及ぼしているのではないでしょうか。

私たちの体にとって太陽光がどれほど大切なものか、忘れずにいたいものです。

GOUDO's MEMO

可視光線の種類

可視光線は、私たちの網膜の細胞を刺激して、色を感じさせる波長の光線です。また、可視光線の中でも、波長によって感じられる色が異なります。

私たちの目がいろいろな色を感じているのは、目の前の物質によって吸収したり反射したりする波長が違うからです。

例えば、木々の葉が緑に見えるのは、赤や青の光が葉に含まれる物質に吸収され、緑色が反射されるためと考えられます。

可視光線の波長と色

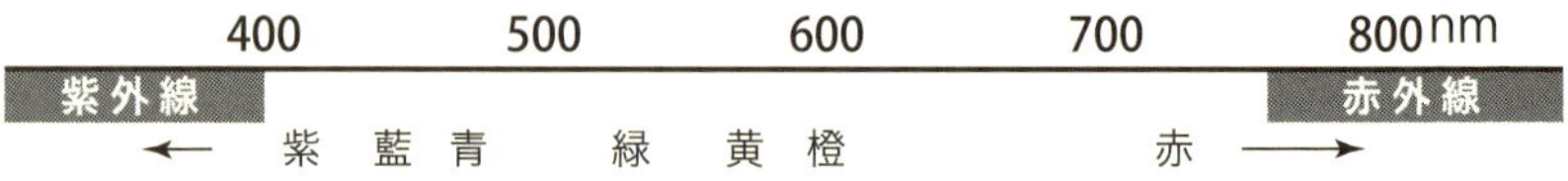

紫外線 ←	400		500		600		700	→ 赤外線 800nm
	紫	藍	青	緑	黄	橙	赤	

体を内側から温める赤外線

次にご紹介するのは、赤外線です。

赤外線は、可視光線の色の温度を調査していた時に、赤色の外側でも温度が上昇することが偶然発見され、その存在が知られるようになったそうです。

赤外線の性質として、よく取り上げられるのが透過力の高さです。透過力とは、文字通り、通り抜けていく力という意味です。

この透過力の説明にわかりやすい例として使われるのが、春先の雪の溶け方です。

皆さんは、積もった雪はどこから溶けると思いますか？

日の当たる表面から溶けていくと思われるかもしれませんが、実は、内側の地面のほうから溶けていきます。地熱の影響も多少はあるかもしれませんが、主に太陽光の赤外線が白い雪を透過して、黒い地面で熱エネルギーになるため、このような現象になるのです。

この赤外線の働きを、私たちの体に置き換えてみてください。

赤外線は皮膚を透過し、体内の約15センチまで到達し、熱エネルギーに変わるといわれています。つまり、体を深部から温めてくれるのです。

私たちの体には体温を一定に保とうとする機能があるため、一部の体温が高くなると、血管を膨らませてその場所に血液をどんどん送り込み、体温上昇を止めようとします。その結果、血行が良くなるのです。


赤外線の特徴がわかると、親知らずを抜いた時に痛みを感じなかったのも、光線の照射によって新陳代謝が良くなり、患部に溜まっていた発痛物質（痛みを感じさせる物質）が流されて、痛みが和らいだからではないかと、その仕組みに納得がいきました。

有益な作用をもたらす紫外線

さて、最後に紫外線についてです。

紫外線は、可視光線の科学的実験の中で発見されたそうで、3つの光線の中ではいちばん最後に見つかりました。

電磁波のところでお話ししたように、紫外線には、大きくA波（UVA）、B波（UVB）、C波（UVC）の3種類がありますが、私たちの体に影響を与えるのは、地上まで到達するA波とB波の一部と考えられています。

「はじめに」でも書かせていただきましたが、日本では紫外線を悪者扱いする傾向があります。特に女性の場合、化粧品のCMでは一年中〝美白〟といっているし、シミやソバカスを作りたくないという気持ちから、お肌を焼きたくないと考える方も多いようです。

また、皮膚がんへの影響を深刻に捉えている方もいらっしゃいます。有害性の高いB波、C波はオゾン層でほとんど吸収されてしまうのですが、「フロンガスの影響でオゾン層が破壊されて、地球に届くB波は以前より増えているとも聞くし……。やはり紫外線は危険なのでは？」というお声も聞こえます。

しかし、それも極論ではないでしょうか。

確かに白人の方の肌は紫外線の影響を受けやすいといわれますが、私たち日本人の黄色の肌は、白人に比べて紫外線の影響を受けにくいと考えられています。

例えば、皮膚がんの多いニュージーランドやオーストラリアと比較すると、罹患率は約100分の1、死亡率は40分の1〜20分の1なのです。


「紫外線はお肌に悪い」と敬遠する前に、紫外線の良い部分にもっと注目をしていただきたいと思うのです。

紫外線は私たちの皮膚に当たると、さまざまな良い物質を作り出してくれます。中でも、よく知られているのが、ビタミンDの合成です。ビタミンDには、カルシウムの吸収を促し、カルシウムを骨に沈着させる働きがあります。これが不足すると、骨の成長にも影響が出てしまうのです。

最近になってようやく、骨の形成にはビタミンDも必要であることが浸透してきましたが、食品やサプリメントで補う方法ばかりがクローズアップされてしまうのは、とても残念なことです。

本当は、ただ太陽の光を浴びるだけで、ビタミンDを自分の体内で作り出すことができるのです。

適度に太陽の光に当たり、ビタミンDを自分の体内でしっかり作ることで、健康な体づくりをされてみてはいかがでしょうか。

この他にも、太陽の光が体に与える作用はいろいろありますが、「第4章」で改めてお話ししていきたいと思います。

第3章　光線療法の基礎知識

紀元前から使われていた光線療法

改めまして、ここからは本書の大切なテーマである「光線療法」についてご紹介していきます。

光線療法と出合ってから、私自身もインターネットなどで調べたりしていましたが、前述の治療器メーカーさんの研修で、改めて知ったこともたくさんありました。

まずは、その歴史からお話しいたします。

光線療法は、紀元前３０００年以上も前からあったといわれています。

その頃は日光療法と呼ばれており、全裸で日光浴を行うようなものでした。昔の人は、太陽の光を浴びることが大切だと本能的にわかっていたのでしょう。

太陽の光が本格的に医療に取り入れられるようになったのは、紀元前４００年頃のことです。

皆さんも聞いたことがあるかもしれませんが、『医学の祖』といわれるヒポクラテスが確立したとされています。

ヒポクラテスは、太陽の光と熱が、傷や骨折の治療に良い効果をもたらすと考えていたようで、肥満の人にも太陽の光を浴びるように指導をしていたそうです。

現在の日本では、光線療法は民間療法と位置付けられていて、西洋医学のお医者様の治療に用いられることは少ないですが、西洋医学のルーツでも、ヒポクラテスの指導が語られているのは、とても不思議な感じがします。

その後も、太陽の光を取り入れた治療法は、さまざまな医師や学者によって、研究が続けられました。

中世に一時、日光浴が敬遠された時期もありましたが、14世紀にルネッサンスを迎えると、改めて太陽光の力が見直されるようになりました。

特に興味深いのは、14世紀中頃のヨーロッパでペストが大流行した時、人々が病の蔓延を防ぐために日光消毒をしていたことです。

当時は、細菌や紫外線の殺菌効果なども知られていなかったはずですが、古くから伝えられてきた太陽光線の力を民間療法として利用していたのです。

そして、19世紀の半ばにはこんな逸話も残されています。

近代の看護教育の母、フローレンス・ナイチンゲールをご存じの方は多いと思います。

彼女は、クリミア戦争のときに従軍看護師として野戦病院に赴き、その不衛生極まりない状況を目の当たりにしました。

そして、この衛生環境が多くの負傷兵の命を落とす原因になっていると考え、その改善に努めたところ、死亡率が大きく低下したといいます。

帰国後に著した『看護覚え書』の中で、ナイチンゲールは、感染症を予防する清潔な環境の要素について、「新鮮な空気に次いで病人が求めるものは、陽光をおいてほかにはない」と述べています。

日光が人の健康や病を癒すために必要なものであると考えていたのでしょう。

今も昔も、太陽の光の恩恵は変わらないのです。

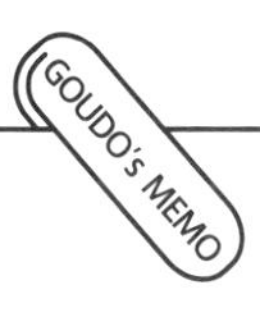

学者が語った光線

今のように科学が進化する前から、多くの学者や研究者、医師が光線についての言葉を残しています。そのいくつかをご紹介します。

★B・C460～377年 現代医学の祖とされている医聖ヒポクラテス

「日光の光と熱は、全ての創傷、殊に開放性骨折、破傷風、筋肉強壮、肥満などに効果がある」

★A・D150年 外科医アンチロス

「いかなる患者もなるべく日光に当たるようにすべきである。傷は新しい古いに関わらず日光にさらすのが良い」

「動ける患者はもとより、寝たきりか、座ることしかできない患者もできるだけ日光に当てなければならない」

「日光浴は内臓の分泌作用が高まり、発汗を増し、筋肉を強くし、脂肪の蓄積を防ぎ、腫瘍を縮小し、浮腫を減ずる」

★1796年ドイツの医師フーフェランドが著した『長生法』

「日光が奪われると、人間でさえ青白く、締りがなく無気力になり、挙句の果てはすっかり活力をなくす」

★ビタミンCの発見でノーベル賞を受賞したアルバート・セント・ジェルジ

「光と色が人体に大きな影響を与える」としています。「体内に摂取されるエネルギーはすべて太陽から与えられる」ものであり、また彼は、「エネルギーの処理に関わる酵素とホルモンの多くには色がついており、光に敏感である」ことも発見しました。

★ゼイン・カイム博士の著書『日光』

「日光浴を続けると、活動していない時の心拍数、血圧、呼吸速度、血糖値、また運動後の乳酸は下がり、精力、筋力、忍耐力、耐ストレス性、血液の酸素吸入量、運搬力は上がる」

太陽光に近い光を放つカーボンアーク灯の発明

19世紀になると、太陽光には目に見える光（可視光線）以外に、赤外線や紫外線といった目に見えない光があることや、それぞれに作用があることが実証されるようになり、日光療法がますます注目を浴びるようになりました。

しかし、自然の光を使う日光療法は、天候の影響を大きく受けてしまいます。

そこで、太陽の代わりとなる光源の研究が盛んに行われるようになったのです。

光線療法では、カーボンというスティックを使い、太陽光にごく近い光線を放射させます。この仕組みが実現できたのは、カーボンアーク灯という、人工太陽灯の発明があったからといっても過言ではありません。

人工灯というと、ほとんどの方がエジソンの発明した電球を連想すると思いますが、エジソンの電球は放射エネルギーが低く、紫外線も含まれていませんでした。

その後、太陽の光にもっと近い光源の研究がさらに進み、１８９３年にデンマーク生まれの科学者ニールス・フィンゼン博士によって世界で初めての太陽人工灯、カーボンアーク灯が誕生したのです。

そして、フィンゼン博士は、その10年後に光線療法の治療器を創案し、ノーベル生理学・医学賞を受賞しています。

太陽光を再現するという光線療法には、なんとなく科学的ではないものという印象があるかもしれませんが、実際は、研究や検証を重ねた上に成り立っているものなのです。

私たちは当たり前のように紫外線、赤外線という言葉を使っていますが、そうした発見や光線が人に及ぼす作用も、長い歴史の中で実証されてこなければ、今でもわからなかったことでしょう。

私は、自分の痛みを癒した経験から光線療法に興味を持ちましたが、こうして詳しく学んでみると、光線療法があいまいな治療法ではなく、理論に基づいたものであることがよくわかります。

これによって、光線療法を広めたいという自分の願いに、ますます意義を感じるようになりました。

日本で知名度が上がらなかった理由

古くから、海外、特にヨーロッパでは盛んに進められた光線療法の研究ですが、日本ではどうだったのでしょうか。

明治時代の後半に、東大皮膚科の土肥慶造（どひけいぞう）博士という人が、留学先のドイツから小型化されたカーボンアーク灯を持ち帰り、皮膚科の治療に使用したのが、日本の光線療法の始まりといわれています。

1世紀以上も前から日本で使われているのに、現在でも光線療法の知名度はあまり高いとはいえません。

なかなか広がらない原因の1つとして考えられるのが、日本が日照に恵まれた国であることです。

ヨーロッパのように日照に恵まれない地域では、太陽光の恩恵をことのほか大切に感じるものですが、日本では太陽光の存在が当たり前すぎて、そのありがたみをなかなか実感できないのです。

また、西洋医学の進歩も1つの要因になりました。土肥博士が皮膚科の治療に取り入れ、光線療法は全国の皮膚科に広がっていきましたが、抗生物質のペニシリンが登場すると、治療の主流は薬物療法へと変わっていきました。しかも、明治政府の政策で、光線療法が民間療法であるとの認識になってしまったため、治療器は家庭で使われるものとなり、治療院の数も減ってしまいました。

光線治療器のメーカーさんで研修を受けた際、その会社の会長さんから、昭和の初期まては、光線治療器を利用されているご家庭もそれなりにあったと聞きました。ただ、利用者は家の中だけで使っていたので、一般的な治療法として認知度が上がらず、知る人ぞ知る治療法になってしまったとのことでした。

光線療法を広めていきたい私には、とても残念な状況に思えましたが、会長さんは、「これからはもっと光線療法が注目されるようになると思います」と、光線療法の注目すべき2つの特徴を話してくださいました。

その内容を、次にご紹介したいと思います。

副作用がない治療法

光線療法は、太陽光にごく近い光を照射する治療法です。

つまり、薬を使いません。薬を使わないのですから、副作用の心配もないのです。これが光線療法の大きな特徴ですし、素晴らしい点です。


私は、昔から薬を飲むことになんとなく抵抗感があり、どうしようもない時は飲むけれど、少しくらいの痛みや辛さは我慢しようとするところがあります。

こんなことをいうと病院の先生に怒られてしまいそうですが、私のように、病院で薬を処方されても、できるだけ飲まないほうがいいと考えている方は、意外と多いのではないでしょうか。

「第1章」でお話ししたように、私は、親知らずを抜いた時も、足の爪を抜いた時も、鎮痛剤を1錠も飲まずにすんだという体験をしました。

そのことも、光線療法がいいと思っている理由の1つです。

また、今まさに病気の治療中で、薬の副作用に悩んでいる方もおられると思うのですが、副作用を抑える対策としてさらに他の薬を飲むというのには、違和感を覚えます。

最近はテレビや新聞でも、多くの薬を服用することで足がふらついたり、食欲が低下したりといった、薬の飲み合わせによる悪影響が報道されるようになっています。

乳がんが再発した友達の体験はすでにご紹介した通りですが、抗がん剤治療に光線療法を併用したことで、免疫力・自然治癒力が上がり、痛みを和らげることができたのではないかと話していました。

薬の種類を増やしていないので、薬による副作用の不安も少なかったでしょう。

今は、インターネットを使えば、誰もが簡単に情報を手に入れることができます。

治療や副作用に悩んでいる方たちにも、こうした情報が届きやすくなっていますし、光線療法を治療の選択肢として検討していただけるといいなと思っています。

未病対策にも活用できる光線療法

次に、光線療法のもう1つの特徴は、この療法が治療だけでなく、健康づくりにも役立つことです。もちろん、病気予防にも最適です。

皆さんもよくご存じのように、今の日本は「超高齢社会」です。

平均寿命も毎年更新を続けていますが、最近は平均寿命に代わり、健康寿命が注目されるようになりました。長生きというだけで喜ばしいことではありますが、寝たきりで介護を必要とするような生き方ではなく、健康で、自立した生活を送ることが重要になってきたのです。

西洋医学に慣れている私たちにとっては、具合が悪くなってから病院で治療を受ける「対処療法」が当たり前であり、今までは病気の症状が現れる前に病院に相談することはあまりなかったと思います。

ところが、最近では病を未然に防ぐ「未病（ゼロ次予防）」という考え方が、一般にもかなり浸透してきています。

自治体でも、健康づくりのための講座や教室が盛んに開かれたり、生活習慣のアドバイスが積極的に行われたりしていますよね。

もちろん、そうした取り組みも大切だと思うのですが、メーカーの会長さんも私も、もっと簡単な方法があることを知っています。


そうです。太陽の光を浴びるという方法があるのです。

太陽の光には、健康を底上げし、補う力があると思います。

例えば、太陽光に含まれる赤外線には温度を上げる作用があり、体温の低い人が日光浴で体を温めてほんの少し平均体温を上げるだけでも、体の細胞の動きが活発になり、ウイルスや細菌に対する抵抗力も強くなるのです。

西洋医学を否定する気持ちは全くありませんが、こんなに良いものがあるのに、使わない手はないと思うのです。

日光浴をしたほうがいいと思いながらも、なかなかできない、そんな時には光線治療器で太陽光にごく近い光を浴び、健康づくりに役立てていけばいいのではないでしょうか。

光線治療器が光を作り出す仕組み

光線療法で、太陽光線にごく近い波長の光を再現できることはお話ししましたが、どのように再現するのか、その仕組みについても、簡単にご紹介いたしましょう。

太陽光以外の光線であっても、太陽光と同一の波長には同一の作用があることが明らかにされているのですが、ここでもう1つ重要なことは、光線療法で再現する光の波長が、連続スペクトルであることです。

スペクトルとは、光の分布の種類のことです。太陽光をプリズムで分光すると、紫外線、可視光線、赤外線の波長が連続してきれいなグラデーションの帯になります。

ネオン管や水銀灯などは、光を分光してもところどころに線が入り、きれいな帯状にはなりませんが、光線治療器の光は、太陽光と同じような連続スペクトルを作り出します。

なぜ、連続スペクトルであることが重要なのかというと、実際の太陽光も、赤外線、可視光線、紫外線と分けて説明はしていても、それぞれが全く独立して地球に届いているわけではありません。太陽光はとても複雑で、互いに共同したり拮抗したりする働きによって、作用を強めたり弊害を除去・調整したりするのです。

太陽光に近い波長の連続スペクトルを再現できる治療器だからこそ、病気の治療だけでなく、健康づくりに活用ができるわけです。

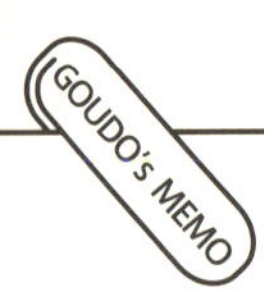

連続スペクトルと線スペクトルの違い

光の様々な波長が連なっているものが「連続スペクトル」、線状にとびとびに配列するものが「線スペクトル」です。
光線療法のカーボンから放射される光は、太陽光線にごく近い、「連続スペクトル」を再現しています。

連続スペクトル

線スペクトル

では、光線治療器はどのようにして、太陽光と同じ連続スペクトルを作り出しているのでしょうか。

この光は、高温で燃焼する物質を使わなければ作ることができません。

燃焼に使われるのは、高純度のカーボン（炭素）です。２本のカーボンを電極として、先端を接触させてからわずかに引き離し、電極管に一定の電流を流すと、電極のカーボンが気化して隙間を満たし、約３０００度という高温で燃焼します。この時に放射される強烈な光が、太陽光のような連続スペクトルを作り出しているのです。

カーボンで得られる光の強さは、太陽光の10分の1から20分の1程度ですが、太陽光にはない大きなメリットもあります。

光線治療器に使用するカーボンには4つの種類があるのですが（メーカーによって種類に違いがあります）、それぞれにスペクトルの割合が違うのです。

自然の光では、人間が紫外線を強くする、赤外線を弱くするといった調整ができません。しかし、光線療法で使うカーボンは、目的に応じて任意の光線の照射量を増やせるよう、カーボン芯に金属元素を入れてあるので、照射量を調整できるのです。

それぞれのカーボンの光線の分布は、次ページのコラムの通りです。

赤外線の波長を強調しているカーボンは、照射する部位の深部温熱作用を高めて、血流を促したい時などに使い、紫外線の波長を強調しているカーボンは、殺菌や毛細血管を拡張したい時などに使用します。

また、可視光線の波長を強調しているカーボンは、内分泌や自律神経に作用し、体のバランスを整えたい時などに、自然光に近いカーボンは、健康づくりや、免疫力を強化したい時などに、それぞれ使用します。

ただ、それぞれに用途の目安は設けてあるものの、「この症状には、このカーボンしか使ってはいけない」というものではありません。

どのカーボンを使ったとしても、光線の割合に差があるだけで、全ての光線がそれぞれの効能をカバーしているため、「間違った使用」にはならないのです。

その時の体調や気になる症状によって、種類の違うカーボンを組み合わせて使うこともよくあります。そのような使い方ができるのも、光線療法の良い点です。

GOUDO's MEMO

カーボンの種類

光線療法のカーボンには4つの種類があります。

カーボン別スペクトルの割合と特徴

赤カーボン

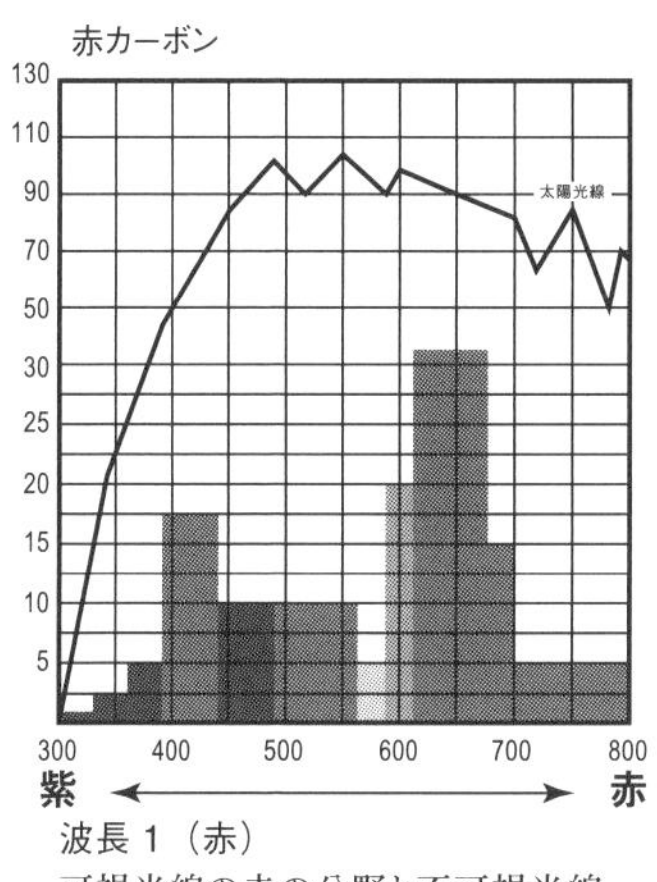

波長 1（赤）
可視光線の赤の分野と不可視光線の赤外線の分野を強調している。

青カーボン

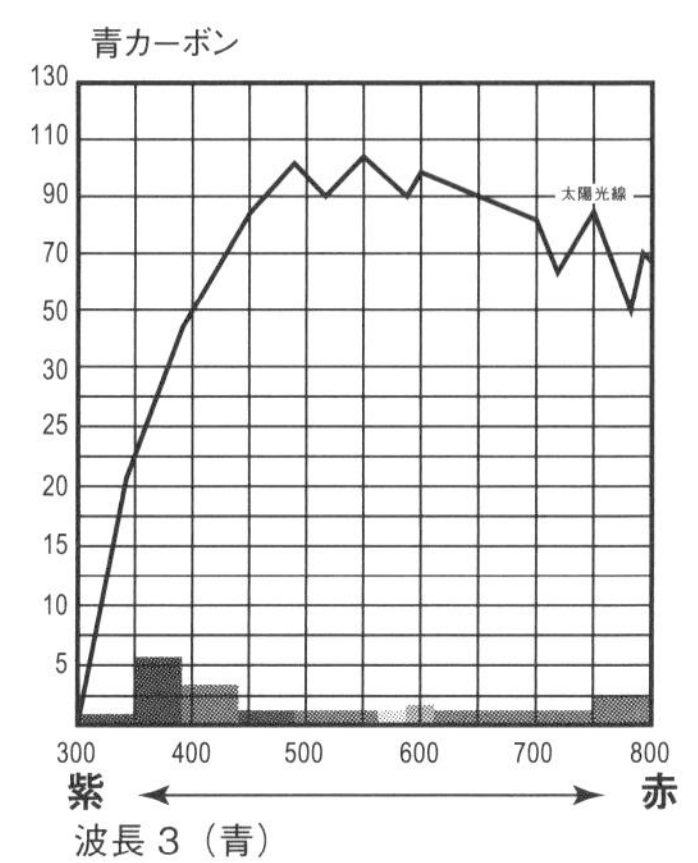

波長 3（青）
可視光線の紫の分野と不可視光線の紫外線の分野を強調している。

黄カーボン

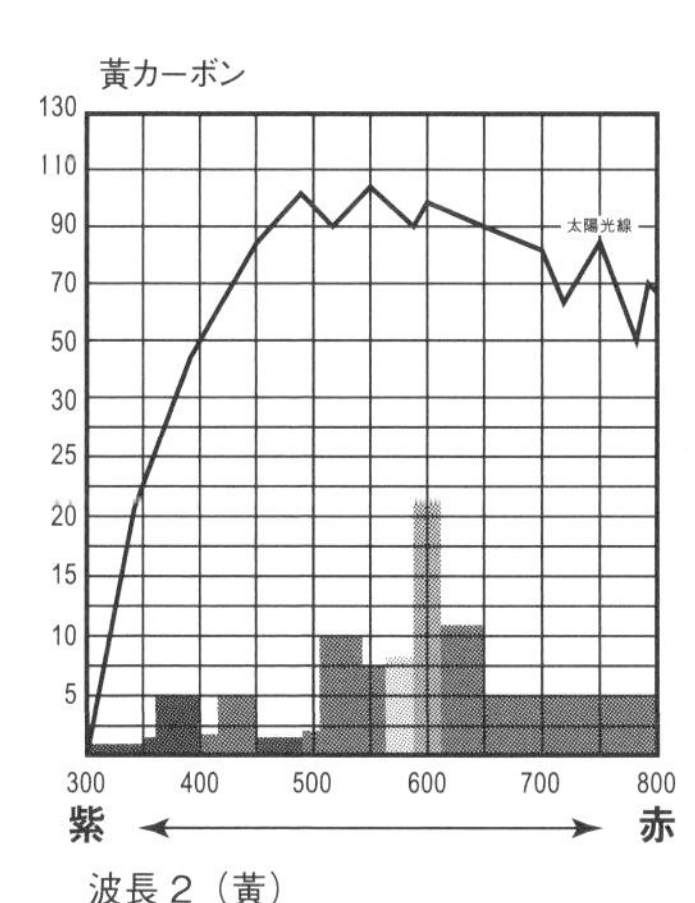

波長 2（黄）
可視光線の中間分野を強調している。

緑カーボン

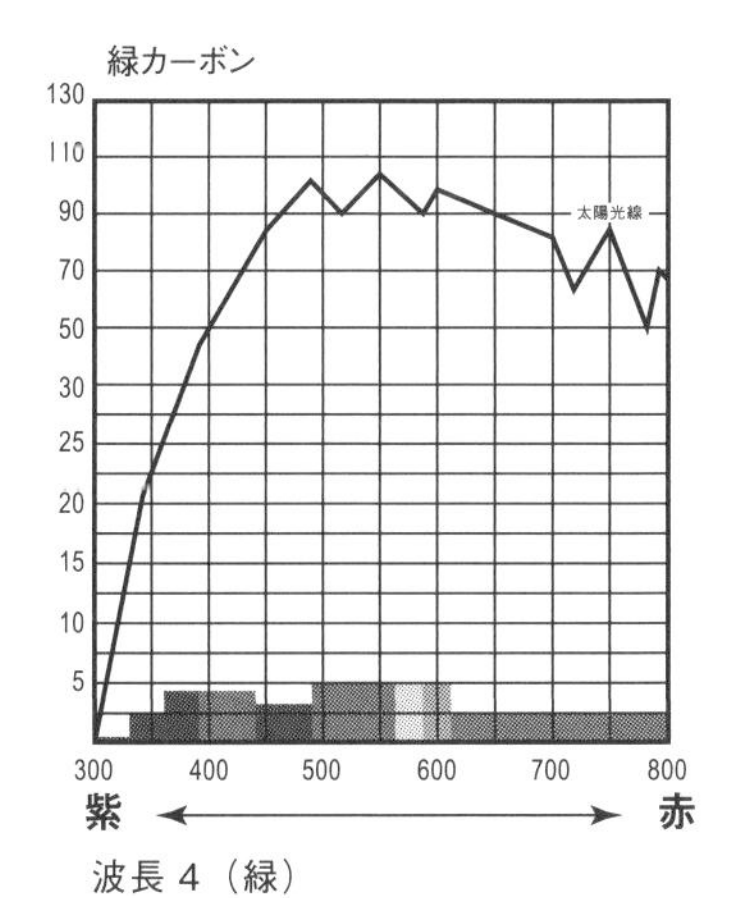

波長 4（緑）
最も自然の太陽線に近い割合で配合しており基本照射や日光浴用として用いる。

※メーカーによって、カーボンの種類に違いがあります。

光線治療器の利用方法

では、そのカーボンの光を、どのくらい、どのように当てればいいのでしょう。

まず、照射時間についてですが、健康増進など、特に気になるところがない場合で、30分以上が目安になっています。このくらい照射しないと発汗が起こらないからです。

ただし、これはあくまで目安で、症状や状況などによって違いがあります。

例えば、私が家族や友人のために光線治療器を使った経験からいいますと、軽い捻挫なら1時間ほど、小さな火傷（やけど）なら2時間ほど光線を当てると痛みが緩和されました。

また、火傷した場所がケロイドになったり化膿したりしないため、完治が早くなります。

主人が歯槽膿漏の治療をしていた時も、光線を当てました。歯科医院でいただいた痛み止めを飲んでも、一晩中痛みがおさまらなかったのですが、光線に1時間当たってみたところ痛みが和らぎました。

しかも、しばらく光線の照射を続けていたら歯槽膿漏の症状に改善が見られ、歯医者さんでは「もう抜くしかありません」といわれていたのに、今もその歯は健在です。

そして、「第1章」でもご紹介したように、私がぎっくり腰になった時は、光線に12時間ほど当たったら痛みが引き、立って歩けるようになりました。


ちなみに、ケガをしたり、不具合を感じてから光線を当てるまでの時間も、傷が治るまでの時間と関わっているようです。

知り合いのお子さんに、フィギュアスケートの選手として頑張っている方がいます。ある時、試合が終わってから腰に痛みを感じ、歩くのも辛くなってしまったと連絡がありました。以前、捻挫した時に、私のところで1時間ほど光線を当てていたら痛みが引いたので、今回も光線を当てれば大丈夫と考えたのだそうです。

ただ、その時はすぐに来られる状況ではなく、試合の翌日の午前中に、病院で検査を受けてから訪ねていらしたので、痛み出してから光線を当てるまでに丸1日が経過していました。こういった状況では、治りの早さはいかに長く光線を当てられるかにかかっているので、治療器をご自宅に貸し出して当て続けていただくことになりました。

このお子さんの件だけでなく、何か症状がある場合には、早めに対処したほうが治りも早いようです。


続いて、照射方法についても、簡単にご紹介しておきましょう。

照射方法には、①基本照射、②患部照射、③全身照射の3種類があります。

①基本照射（1～3台）
足裏、足首、膝、膝裏、お腹、腰に1箇所10分以上照射して各関節の血行を促進します。

足裏に照射するのは、私たちが二足歩行で生活しているため足裏に老廃物が溜まりやすいからです。足は血液量が多いため、光線で刺激すると老廃物が流れ出して、膵臓から尿に混ざり、排出されます。

また、お腹は、脂肪細胞が多く冷えやすい場所です。腸には体の約6～7割の免疫細胞があるといわれていますが、体が冷えているとその免疫細胞が元気良く働いてくれません。そのため、お腹を温めるのが良いのです。

②患部照射（1台）

基本照射の後に、追加で患部のみに照射するのが患部照射です。

切り傷や打ち身、火傷には、患部照射だけを行うこともあります。

患部照射は、その部分の血流を促進しますので、痛みの軽減や細胞の修復などの目的に利用できます。

③全身照射（5台～）

基本照射と患部照射を同時に行う方法です。

治療器5台以上を同時に使うので、装置内の空気もより温まりますから、毛細血管の拡張を促し、血圧を下げ、ほどよい心拍数の上昇と発汗作用を高めることができます。

私が親知らずの治療の後で初めて受けた光線照射も、この全身照射でした。

体全体がポカポカと温かくなる感覚を、今でも覚えています。

治療院でも家庭でも利用できる光線治療器

光線療法の治療器は、ご自宅で使うこともできます。操作はとてもシンプルで、目的に応じたカーボンを選んで治療器にセットし、電源を入れるだけですから、初めてでも簡単です。

私もサロンを開くまでは、友達から譲ってもらった1台の治療器を自宅で利用していましたが、初めての使用時も、友達から電話で説明を受けただけで、簡単に使い始めることができました。

「家庭で使ったほうがいい？　それとも治療院に行ったほうがいいの？」

迷ってしまう方もおられるかもしれませんが、治療院でも自宅でも同じように光線を当てられるというのも、光線療法の良いところだと思います。

具合の悪い時には臨機応変な対処が必要ですが、日常的な健康づくりに光線療法を取り入れるなら、私がおすすめしたいのは「一家に1台光線治療器。月に1回全身照射」です。

基本照射、患部照射はご家庭に治療器が1台から3台あれば可能ですが、全身照射の場合は、5台以上が必要ですから、スペース的にも導入の経費的にも、治療院などを利用されることになると思います。

光線に当たること自体は、副作用のあるものではないので、自分の好きな時間に日光浴をするようなお気持ちで、生活にうまく取り入れていただけるといいなと思うのです。

体験したからこそ、伝えられる

メーカーさんの研修を終えて出雲に戻り、サロンを開業して間もない頃、私は、メーカーさん主催の勉強会にも参加させていただきました。

研修の時にお世話になった会長さんと再会してお話をしていたところ、お知り合いの治療院をご紹介くださることになりました。

光線療法のサロン経営者としては初心者の私ですから、先に開業している先輩方のお話も貴重な情報です。

会長さんと車で向かいながら、どんな方だろう、何を教えてもらおうと考えているうちに、その目的地に到着しました。

治療院の院長先生は、会長さんの古くからのご友人で、光線療法でもベテランの方でした。突然の訪問にもかかわらず、私を笑顔で迎えてくださり、私の質問にも快く答えてくださいました。

そして、光線療法の治療院を始められたきっかけをお聞きしたのですが、ご自身の病気の治療が始まりだったそうです。

院長先生は糖尿病を患っておられ、その症状もすでに進行していて、足の指の壊死が始まっているという状況だったそうです。そして、何か良い治療法はないかと探していた折、出合ったのが光線療法だったとのことでした。

試しに光線療法の装置を購入され、ご自宅で当て続けてみたところ、徐々に糖尿病の症状に変化が表れ始めたといいます。

残念ながら、足の指は壊死のために2本切り落とすことになったそうですが、糖尿病の進行はそこで止まり、足の切断にまでは至らずにすんだと話してくださいました。

会長さん曰く、院長先生のようにご自身で病気を体験され、光線療法の治療院を開業している方はとても多いそうです。

体験から、自分が本当にいいと実感しているからこそ、他の人にも伝えたくなるためです。


「体験したからこそ、伝えられることがある」


これは、私も同じだと改めて思いました。

今の日本では、光線療法はあまり知られていないのが実状です。

体調が悪くなると、どうしても病院や薬がパッと頭に浮かび、それで治そうと考えがちです。

今の医療が悪いというわけではないですが、他にも選択肢があることを知っているほうが心強いのではないでしょうか。

「一人でも多くの方に光線療法を知っていただきたい。そして、健やかに暮らす方法は、意外と身近なところにあることに気づいてもらえるように頑張ろう」

私は、そんな思いで出雲への帰途に着きました。

広がっていく光線療法の輪

私が出雲に光線療法のサロンを開業してから、今年で6年になります。

マイペースでゆっくりながら、皆さんのお役に立てるならと続けています。

もともと光線療法の素晴らしさを広めたい、この知識と技術をお役に立てたいという思いで始めたものですから、いらしてくださる方お一人お一人とじっくりと向き合い、寄り添っていければという気持ちです。

サロンにいらっしゃる方の目的はそれぞれで、なんとなく調子が悪い、皮膚にできものがある、火傷をした、肩こりや腰痛がつらいなど、症状も、その程度も、同じものはありません。

病院なら診療科目や医師の専門分野も分かれていますが、光線療法の施術の基本はみな同じで、光を当てるだけです。

お一人お一人の症状や、普段の生活スタイル、食事の内容などをできるだけ詳しく聞き、施術に使うカーボンの種類や照射場所、照射時間などを決めていくのです。

改めて、本当に万能な治療法だなと感じています。

ただ、施術がシンプルなだけに、光線療法の施術に当たっては、毎回さまざまな観点からの情報をまとめることが大切です。その方にいちばん合うカーボンの種類は何か、全身照射だけでなく部分照射を行うほうがよいか、当てるならどの場所に、どのくらいの時間にすればいいのかなど、まだまだ経験の浅い私は、実践しながら学ばせていただいていることもたくさんあります。

そんな活動の中で、私の心の支えとなっているのが、開業前の研修でお世話になった光線治療器メーカーさんの助言や、光線療法に関わっておられる先輩方のアドバイスです。

私が開業してすぐの頃、ある会合で、鳥取県米子市で光線治療院を開いておられるS先生と知り合いました。S先生は光線療法だけでなく、西洋医学の知識も豊富な方です。

初めて先生のサロンにお邪魔した時、私は、アトピーの症状で悩んでいる友人と一緒でした。友人はアトピーのために首の皮膚はザラザラ、手はアカギレのようになって血が出ており、夜は体が痒くて掻きむしってしまい、布団のシーツが血だらけになるほどでした。

S先生に診ていただくことで彼女の状態が良くなればという思いと、私自身も学ばせていただけるという考えから、同行してもらうことにしたのです。

S先生は、友人に光線療法の使用法を指導してくださっただけでなく、「アトピーにはストレスがいちばん悪いから、ストレスを無くさなくてはダメだよ」と、毎日の生活の何がストレスになっているかを友人の話から探り出し、アドバイスをしてくださいました。

結果、友人は先生のアドバイスと光線療法との相乗効果で、とても良い状態になりました。

今でも、わからないことがある時、悩む時には先生に連絡させていただいています。

次に、埼玉県で光線療法の治療院をされているM先生と知り合ったのは、先生のブログを拝見し、連絡したことがきっかけでした。ご夫婦で施術をなさっていて、光線療法を多くの方に広めていこうと、積極的に情報発信されています。

私も、電話やメールで、いろいろなことを教えていただきましたし、東京方面に出向いた時には先生の治療院にお邪魔し、情報交換したりアドバイスをいただいたりしています。

先日も、M先生の治療院に通っておられる方に引き合わせていただき、お話をお聞きすることができました。光線療法に関する情報を、惜しみなく周囲にも教えてくださる姿勢には、頭が下がります。

また、もうお一人、大阪で光線治療院を開いているN先生も、私がとても頼りにしている方です。光線療法の知識や情報を集めた情報誌を定期的に発行したり、症例をまとめて本にされたりと、光線療法の啓蒙のために頑張っておられます。

N先生の作っている情報誌は、一般の方にもとてもわかりやすい内容で、私も読んで勉強させていただいています。

しかも、私のサロンのお客様にも配布させてほしいという願いも快く聞き入れてくださり、「N先生は、本当に光線療法を広めることを第一に考えておられるのだな」と、感心するばかりです。

そして、米子市のS先生と同時期に知り合えたHさんも、最近、私と同じ島根県の松江市東出雲町で、「光線療法ひかり」サロンを開業されました。

ご家庭で治療器を使っておられて、光線療法の経験は私よりもずっと長い方です。

ご自分のお子さんの発熱やケガなど、日頃の健康な体づくりにもしっかり活用されていて、「いつかサロンを開き、光線療法の良さを伝えていくのが夢なんです」と、何年も前から話されていました。

お嬢さんが看護師さんとのことで、西洋医学と光線療法のそれぞれの良さを合わせることができるのは素晴らしいと思います。

私も応援していますし、その実践から学ぶことも多いのではないかと期待しています。

この他にも、全国には長年光線療法に携わってこられた方々がたくさんおられます。そうした皆さんがこれまでに培われたネットワークや、施術をされた豊富な経験、多くの事例などがあり、たくさんのことを教えていただいています。

私も光線療法に携わる者として、一人でも多くの方にこの療法の良さをお伝えしていくことができればと思っています。

サロンのお客様が、光線治療院を開く

余談になりますが、実は、私のサロンに来られた方の中にも、光線治療院を開かれた方がいらっしゃいます。

そのお一人目が島根県雲南市木次町の「夢サロン福」のKさんです。

サロンにいらしたきっかけは、二人のお孫さんのケガでした。一人は柔道で肉離れ、一

人は野球で肩を故障してしまい、連れて来られたのです。

さっそく光線を当ててみたところ、その後の経過が二人とも良かったため、今度は奥さんと娘さんが体調の悪い時にサロンに通われるようになりました。

その後、Kさんご自身も体の疲れを取りたいとサロンで光線療法を試し、「これはいい！」と通われるようになったのです。

ご自宅から私のサロンまで、車でも30～40分はかかります。

そこで、家族全員でサロンに通うなら自宅で光線に当たったほうがいいのではないかと、光線治療器を購入され、全身照射ができる設備を整えられたのです。

もともと、Kさんは自営でいろいろな事業を手がけておられたので、「体にいいことですから、家族だけでなく、他の方にも当てられるようにしたい」と、治療院を開業されました。

今でも、「こういう時は何のカーボンを使うといいかな？」とご相談の連絡をくださいますし、今後もできる限りのお手伝いができればと思っています。

また、もうお一人、出雲市今市町のご自宅で「光線浴のれもん」を開業されたのがFさんです。

私のサロンにいらっしゃる前から、すでにご自宅に3台の光線治療器を持ち、利用していらっしゃいましたが、「ここなら全身照射ができるから」と、定期的にサロンに通ってくださるようになりました。

当時、Fさんはがんを患っておられたのですが、抗がん剤は使わず、食事療法と光線療法を併用して治療を進められていました。前にご家族が抗がん剤治療を受けておられたことがあり、その様子を見て「自分は絶対しない」と思われたそうです。

また、ちょうどその頃、Fさんには病院でがん治療を受けているお友達が二人おられ、その方たちにも光線療法をすすめたいと考えていらっしゃいました。

私のサロンを紹介しようとされたのですが、そんなFさんのお気持ちが届かないまま、お二人ともお亡くなりになったとのことでした。

その後、Fさんは抗がん剤を使用せずに元気に毎日を送っておられます。

そして、私に、

「神門さん、私も自宅に光線治療器を揃えたいと思うんですよ。もしも自宅に全身照射のセットがあれば、もっと気軽に友達に試してもらえたかもしれません。光線療法が良いといっても、知らない場所に足を運ぶのは抵抗感があるという友達もいるので、それならうちで光線に当たってもらえばいいのではないかなと思いましてね」とおっしゃっていました。

ご自身が光線療法の良さを実感したからこそ、お友達にも体験してほしいと、治療院を始めることを決心されたのです。

実は、Ｆさんの息子さんも、私の開いた光線療法の勉強会に参加してくださり、光線療法への理解を深めようとしておられました。そのこともＦさんの開業を後押ししたのだと思います。

お二人のまわりの方々にも、光線療法の良さが広がっていくよう願っています。

このように、光線療法の輪が広がっていくのは、大変うれしいことですし、私が少しでも貢献できたことは、とても大きな喜びです。

光線の効果を実感し、個人で利用を始めた方も

光線治療器を購入するのは、治療院を開業される方ばかりではありません。

もともと自宅でも利用できる機器ですから、「いつでも使えるように」と、購入なさる方が何人もいらっしゃいます。

ほとんどの方は治療器を1台購入し、体調にかかわらず、普段から足裏や、症状に合わせて気になる部分に照射しておられますが、中には治療院のように複数台を購入して、全身照射できる設備を整えた例もあります。

親戚のＩさん夫婦は、私がサロンを開業した際に遊びに来てくれたことがきっかけで、光線療法の良さを実感されました。

ご主人もはじめは「試しにやってみよう」くらいの軽い気持ちで体験されたのですが、「照射を始めて十数分後には全身から汗が出始めて、最後はフルマラソンしたかのような発汗があって驚きました。しかも、そんなに汗をかいたのに、運動した後のような疲労感や筋

肉痛、関節痛に襲われることもなくて、不思議な感覚でしたよ」と、少し驚かれたようでした。

それからしばらくして、光線療法の設備一式（治療器5台と施術台）を自宅に揃えたいというご相談がありました。

ご主人は、幼少期からアトピー性皮膚炎、アレルギー性鼻炎に悩まされていて、いろいろな治療を受けたり、薬を飲んだりしていましたが、症状は一進一退を繰り返すばかりだったそうです。すでに夫妻とも50歳を越え、「これからは健康第一に生活したい」との思いから、今回の購入を決めたとおっしゃっていました。

ちなみに、光線療法の設備を購入した直後、ご主人は会社の人間ドックで肺腫瘍の恐れがあるという診断結果を受け取りました。それから毎日45分の全身照射を続けたところ、1年後の肺のCT検査では、それが解消されていたそうです。また、奥さんのほうも、体調が悪い時に光線療法を利用しているそうで、「購入後は、ほぼ医者いらずですね」と、うれしい感想をいただきました。

もうお一人、群馬県に住むSさんも、光線療法の設備一式を購入されました。

Sさんは主人のそば屋の取引先の社長さんです。出雲まで商談でいらした時に、ご自身の会社の会長さんが体調を崩して療養していると話されていたので、光線療法のことをお話しすると、とても興味を持たれたようでした。

その後、Sさんは群馬に戻ってから自宅近くの光線療法治療院を探し、自ら体験されたそうです。そして、会長の健康回復のため、ご自身や会社で働く皆さんの健康増進になればと光線療法の設備を購入し、そのための部屋まで作られたのです。

ちなみに、Sさんが自分で探してご相談されたのは、前述の埼玉県のM先生の治療院でした。

出雲で私がお話ししたことで、いつもお世話になっている埼玉のM先生に行き着くなんて、こんなご縁もあるのだなと、感慨深い思いがしました。

第4章　光線療法で体を癒やす

病気の仕組みを知っていますか？

光線療法のことをご存じない方とお話をすると、

「本当に光線を当てるだけでいいの？」

「そんな不思議なことがあるの？」と、半信半疑で聞かれることがあります。

私も、実際に体験するまでは、「光線を当てる？　それで何かが変わるの？」と、その後のことは全く想像もできませんでした。

ただ、好奇心旺盛な性格ですから、とにかくやってみようと挑戦し、その素晴らしさを知ることができたのです。

本章では、これまでにメーカーさんの研修で学んだことや、他の治療院の先生方に教えていただいたこと、それに自分で調べてわかったことなど、どのようにして光線が体を癒すのかをお話ししていきたいと思います。

人が病気になる仕組みと合わせて考えると、光線療法が健康づくりに役立つものであることへの、理解をより深めていただけることでしょう。

さて、ひと言で「病気」といっても、いろいろなものがありますが、その意味を大きく捉えると、体の恒常性（状態を一定に保とうとすること。ホメオスタシスともいいます）機能がうまく働かなくなった時に起こるものといえます。

例えば、暑い時にたくさんの汗をかいたり、寒い時にブルブル震えたりするのも、体が体温を保とうとするからです。

私たちが意識しなくても、体は自然とバランスをとるようになっているのですね。

そして、このような恒常性の維持は、「神経系」「免疫系」「内分泌系」という3つの情報伝達の仕組みと関わっていると考えられています。

詳しい説明は専門書にお任せしますが、これらはそれぞれに連携しながらバランスを保つように働きます。

反対に、この働きがうまくいかなくなるとバランスがとれなくなり、病気にかかりやすくなるのです。

例えば、風邪が流行している時でも、少し安静にしているだけで自然に治ってしまう人もいます。薬を飲まなくても回復したのは、体内に侵入した風邪のウイルスを、免疫システムが退治してくれたからです。

ところが、この免疫システムがうまく働かないと、体内のウイルスを早期に退治できず、風邪も治りにくくなってしまいます。

もちろん、これは風邪に限ったことではありません。他の病気やケガの場合でも、免疫システムが果たす役割は大きいでしょう。

ただ、この免疫システムをうまく働かせるには、神経系の自律神経が適切に作用する必要がありますし、内分泌系の働きも欠かせませんから、やはり全体のバランスを取っていくことが大切なのです。

光線療法は、光線を照射することで自分自身の治す力を底上げし、健康な体づくりをサポートします。

体の恒常性を高めるためにも役立ちます。

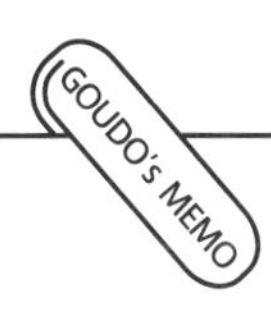

体の中の 3 つのシステム

体を健康な状態に保とうとする恒常性機能（ホメオスタシス）は、体内の3つのシステムの連携と深く関わっています。これらのバランスが崩れてしまうと、恒常性機能がうまく働かず、病気にかかりやすくなります。

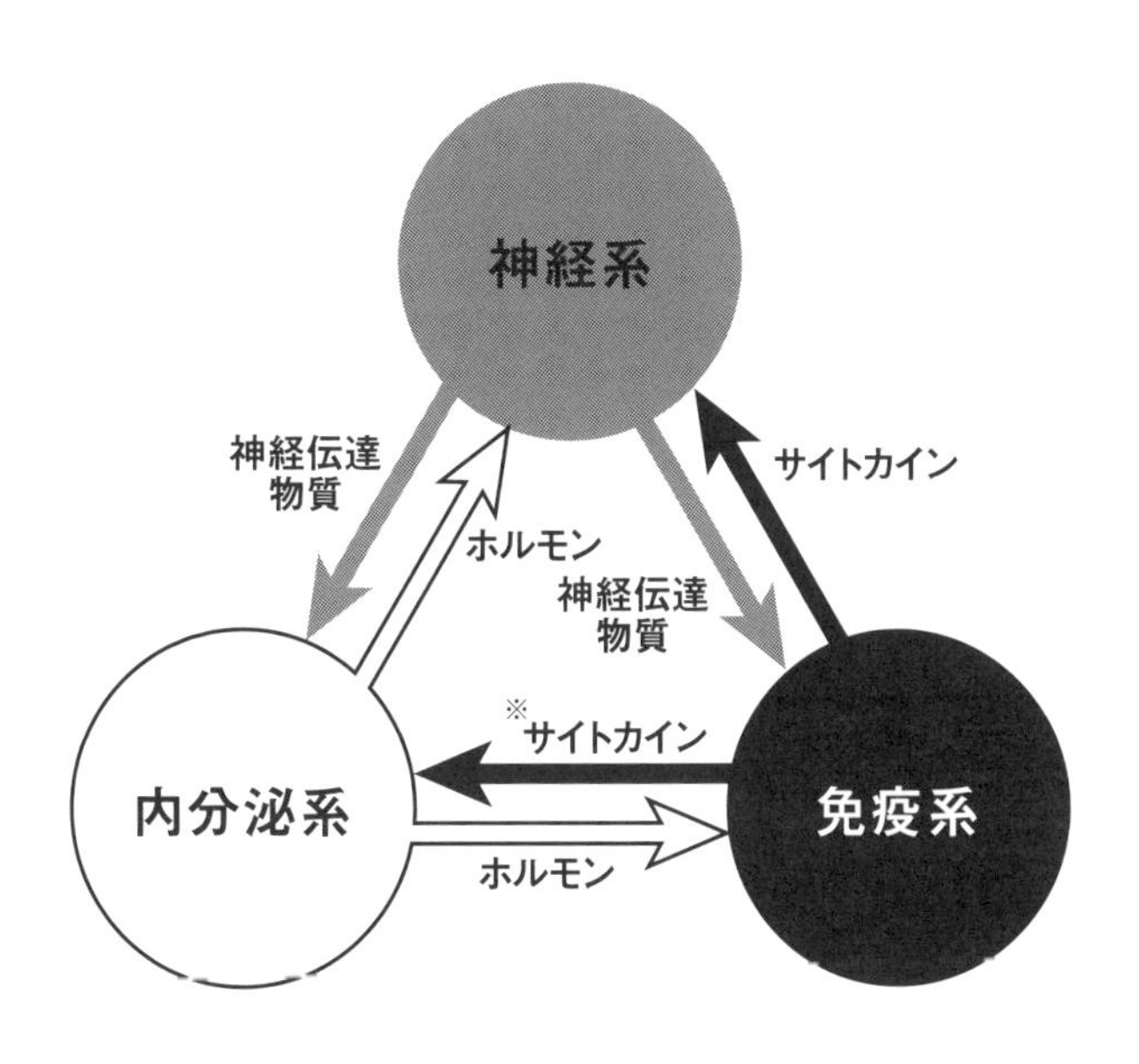

※サイトカインとは、細胞から分泌されるタンパク質であり、細胞間相互作用に関与する生理活性物質の総称。標的細胞にシグナルを伝達し、細胞の増殖、分化、細胞死、機能発現など多様な細胞応答を引き起こします。

免疫力で自分の体を守る

免疫とは、その字の通り「疫（病気）」から免れるという意味です。

私たちの周りには、さまざまな細菌やウイルスが存在して、体内に侵入する機会を狙っています。

しかも、免疫システムは、そんな外敵から私たちの体を守ってくれているのです。免疫システムは、「自分か」「自分以外のものか」を判断することができ、自分以外のものを排除していきます。

例えば、体内の細胞ががん化すると、「自分以外のもの」として攻撃するのです。

健康な体づくりの、とても頼もしいパートナーですね。


体内にウイルスや細菌などが侵入した時、免疫システムとして大いに活躍してくれるのが血液中の「白血球」です。

ひと言で「白血球」といっても、さまざまな種類があり、それぞれに役割を持って敵を退治するために働きます。

私たちの体はもともと、自分を守る機能を備えているのです。

風邪の例でいえば、咳、たん、鼻水などが出るのは、ウイルスなどの侵入者を早く外に出そうとするためですし、発熱するのは、侵入者と戦うリンパ球を体内に増やすためです。

つまり、風邪を引いた時のつらい症状は、白血球が戦っているために起きているということです。

普通は風邪を引くと、病院で診察を受け、薬で咳を止めたり、熱を下げたりと症状を抑えようとします。

それがいけないとはいいませんが、何でも薬で抑えてしまうのは考えものです。もう少し、体が自分で治ろうとする力に目を向けてみてもいいのではないでしょうか。

次ページに、白血球の種類と働きについて、簡単にご紹介しています。

知っておかれると、健康関連の本などを読む時に、お役に立つと思います。

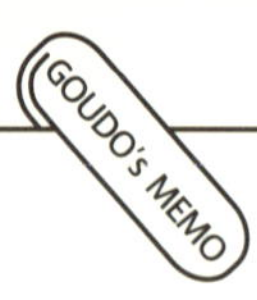

白血球の働き

白血球の中にもさまざまな種類があり、それぞれに働きを持っています。いろいろな細胞が連携しながら、体内の敵を退治してくれるのです。

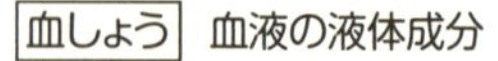

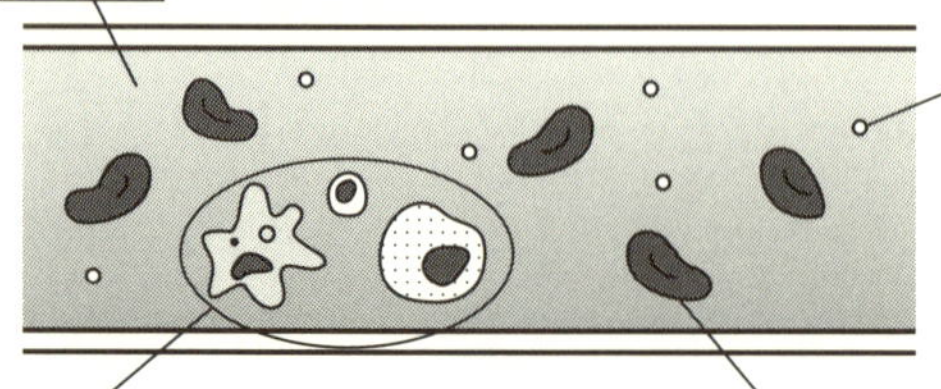

白血球の主な種類

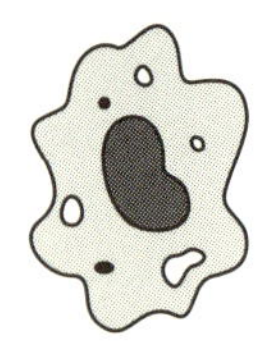

①マクロファージ

最も古い免疫細胞で、白血球全体の約5%を占める。細菌を飲み込んで退治するほか、情報をリンパ球に伝える役割もある。

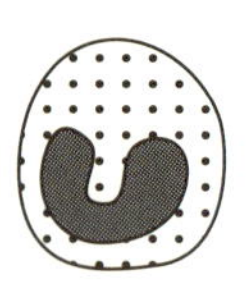

②顆粒球

白血球全体の約60%（平常時）を占める。侵入した細菌に真っ先に駆けつけ、飲み込んで消化するが、自らも死んでしまう。

③リンパ球

白血球全体の約35%（平常時）を占め、さまざまな種類がある。微細なウイルスや花粉などに連携して対処する。

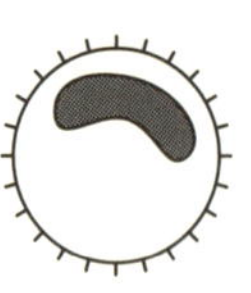

NK細胞

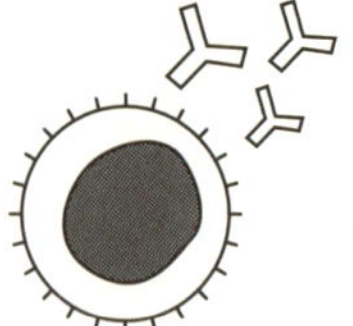

B細胞

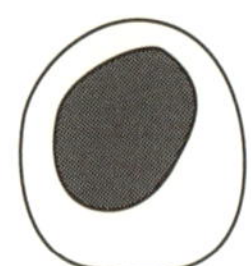

T細胞

可視光線で自律神経を整える

光線療法は、薬のような副作用がなく、また、健康づくりに役立つ自然療法です。太陽光線と同じような光を照射することで、光の作用を使って体を癒したり、活性化したりすることができます。

実際に、光に当たることで、体にはさまざまな変化が起こります。

ここからは、3つの光線（赤外線・可視光線・紫外線）が体にどのような作用をもたらすかをお伝えしていきます。

太陽から放射される可視光線には、目の網膜から脳の視床下部に伝わり、自律神経の働きを安定させる作用があるといわれています。

知っておられる方も多いでしょうが、自律神経は、息をしたり、食べ物を消化したり、心臓を動かしたりなど、24時間働いて、私たちの生命を維持しています。

そして、自律神経には「交感神経」と「副交感神経」があり、交感神経は活動的に過ごす時に優位になり、副交感神経はリラックスする時に優位になります。

自律神経は、状況に応じて緊張とリラックスを使い分ける、いわば体のバランスを保つための司令塔のような役割を果たしているのですね。

また、自律神経は、免疫系や内分泌系のバランスにも関わっています。交感神経が優位になると白血球の中の顆粒球が増え、副交感神経が優位になると、同じく白血球の中のリンパ球が増えるのです。

先述の、白血球は免疫システムの中で大きな役割を担っていますから、自律神経が体内の免疫システムをどう働かせるかの鍵を握っているともいえそうです。


この自律神経の働きと関わりがある物質としてあげられるのが、セロトニンとメラトニンです。太陽の強い光を脳が受け取ると、セロトニンという神経伝達物質が生成されます。

セロトニンには脳の覚醒を促す働きや、心のバランスを保つ働きがあり、分泌されると、自律神経のスイッチが「交感神経」に切り替わります。つまり、明るい日中は、体が活動モードになるのです。

そして、日が暮れて夜になると、セロトニンから、メラトニンというホルモンが作られ、「副交感神経」にスイッチが替わります。

メラトニンは、睡眠ホルモンとも呼ばれるもので、体はお休みのモードになっていきます。

1日中、日の当たらない室内で過ごしたり、夜遅くまでパソコンやスマートフォンの明るい光を見たりして、自然の光のリズムと関わりのない生活をしていると、自律神経のスイッチの切り替えがうまくいかなくなることがあります。

生活上の便利さだけでなく、健康の面から光をどう取り入れるかも考えてみることが大事だと思います。

例えば、夜寝る直前までテレビやパソコン、スマホの画面を見ている習慣を少し変えてみる、就寝する時には部屋を暗くするなど、手軽にできることから始めてみましょう。

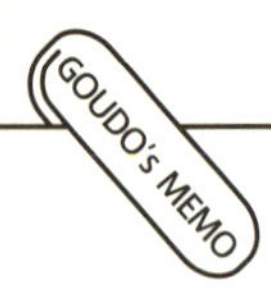

交感神経と副交感神経

自律神経は、神経系のシステムの一つで、脳からの司令で「交感神経」と「副交感神経」の調整を行なっています。「交感神経」と「副交感神経」は天秤のように、どちらかが強く働くと、もう一方の働きが弱くなるという関係にあります。

★交感神経　心肺機能を高ぶらせ、体を緊張状態にします。

例えば、
◎ 日中に活動している時
◎ いつもより緊張したり、興奮したりしている時
◎ ストレスがある時
などは、交感神経が働いています。

また、体の中では、次の作用があります。
◎ 心拍数が上がる。
◎ 血管が収縮し、血圧が上がる
◎ 胃腸の働きが抑えられる。

★副交感神経　緊張を和らげ、体を穏やかな状態にします。

例えば、
◎ 休息をしている時
◎ 眠っている時
◎ リラックスしている時
などは、副交感神経が働いています。

また、体の中では、次の作用があります。
◎ 心拍数が落ち着く。
◎ 血管が拡張し、血圧が下がる。
◎ 胃腸の働きが活発になる。

自律神経は、免疫系や内分泌系のバランスにも関わっています。
交感神経が働く→白血球の顆粒球が増える。
副交感神経が働く→白血球のリンパ球が増える。

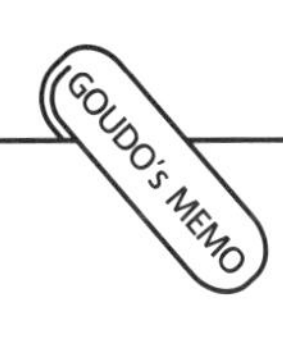

可視光線についての調査・研究

光の色による治療法は、何千年も前の文明から用いられてきたと言われています。近年にもさまざまな調査が行われ、その作用が報告されています。

★偏頭痛と赤い光

ジョン・アンダーソン博士は偏頭痛に悩む人を最長2年間モニターして、点滅する赤い光が偏頭痛にどの程度効果があるかを調べています。赤い光が異なった速度でかわるがわる点滅するゴーグルをかけると、治療開始後1時間以内に患者の72%のひどい偏頭痛が止んだと報告し、残りの偏頭痛が止まなかった人のうちの93%が頭痛が軽くなったと報告したとのことです。

★うつ病・不妊症と赤い光

昔、天然痘ウイルスの感染によって生じる悪性の伝染病である痘瘡の患者には赤色光線を照射していました。赤色光線は深部にまで透過する深達作用の強い可視光線で、神経系統に対しては興奮作用があり、うつ病の患者さんに応用されています。また、赤色光線は内分泌腺、とくに女性ホルモンを活性化させ、月経過多や月経困難、性器発育不全、不妊症に応用されています。

★リウマチと青い光

1982年、シャロン・マクドナルド博士はサンディエゴ州立看護大学でリウマチ患者である60人の中年女性について「特定波長の可視光線がまわりにあると患者の痛みの度合いがどう変わるか?」を調査しました。簡単に組み立てた箱の中に青いフィルターを取り付けた通常の白熱光源をともし、被験者に特殊な作りの入り口から手を入れるように指示して、その手にいろいろ時間を変えて青い光を照射しました。その結果、被験者のほとんどは照射時間が短くても痛みが和らぎました。博士は青い光が有効であることと、照射時間が長いほど、痛みの減る度合いが大きいことを発見しました。

紫外線が細胞を中から活性化する

太陽光の中でも、紫外線には、体内のミトコンドリアを活性化する働きがあるといわれています。

ミトコンドリアは、人の細胞の中にある組織で、酸素を使ってエネルギーを作り出す、いわば体内のエネルギー工場のようなものです。

ここで生み出されたATPというエネルギーは、体温を保ったり、細胞の新陳代謝を促したりと、体を健康に保つために使われます。

ミトコンドリアは、年齢を重ねるとともにだんだん減少し、疲れやすくなったり、記憶力や視力が低下したり、頭痛や便秘、下痢など、さまざまな症状につながると考えられています。中年太りも、ミトコンドリアの質の低下が要因の1つとしてあげられるそうです。

誰でもいくつになっても元気で過ごしたいと思いますし、できるだけミトコンドリアの数を減らさないようにしたいと考えるのも当然でしょう。

そのための方法は1つではありませんが、太陽光や、それと同じ作用を持つ光線を浴びるというのは、手軽に試すことのできる方法といえそうです。

紫外線から生まれるビタミンDの活躍

本書の初めから、紫外線は悪者ではないとお伝えしていますが、その作用について、もう少し詳しくお話ししていきましょう。

紫外線は、皮下脂肪に蓄えられた栄養素と反応して、ビタミンDを生成します。生成されたビタミンDは、血液に運ばれ、肝臓、腎臓で代謝されて活性型ビタミンDになり、体内でさまざまな働きをするのですが、その主な働きの1つがカルシウムの吸収を助け、健康な骨づくりをサポートするというものです。

最近、乳幼児のくる病が増えているといわれますが、これにもビタミンDの欠乏が関わっています。骨が発育する時にカルシウムが骨に沈着しないと、骨が正しく形成されず、歩行しづらくなることもあります。

現代はお母さん自身があまり日光に当たらないため、母乳に含まれるビタミンDも少なくなりがちです。この影響からか、歯の弱いお子さんも増えているそうです。
また、骨の形成だけでなく、血液に溶け込んだ一部のカルシウムの濃度を一定に保つことにも、ビタミンDの働きが関わっています。

さらに、ビタミンDは白血球の「ヘルパーT細胞」の機能に作用したり、「マクロファージ」の分化をサポートしたりする働きがあるといわれ、その他にも女性の不妊、妊娠合併症などとの関連も研究が進められています。

さまざまな働きをするビタミンは、体には欠かせない栄養素です。食材やサプリメントで補おうという方もおられるでしょうが、ビタミンDは、紫外線の光化学作用によって、体内で作り出すことができます。
時には日光浴をしたり、光線療法で照射を受けるなど、体内のビタミンDを自然に増やしていくようにしてはいかがでしょうか。

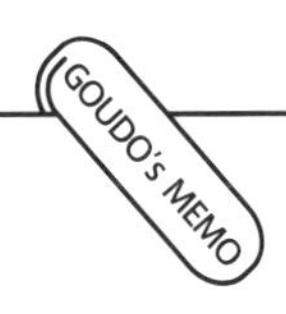

ビタミンDについての調査·研究

ビタミンDの作用やビタミンDと紫外線の関係について、いろいろな調査·研究が行われています。

★ビタミンDと脂肪量抑制

2017年1月、京都大学の研究グループが、生体内のビタミンDが体内の脂質量を抑制するメカニズムを明らかにし、その研究成果が、米科学誌「Cell Chemical Biology」(電子版)に公開されました。ビタミンDがメタボリックシンドロームやがんなどの予防に効果があることは疫学的にはわかっていましたが、生化学的なアプローチにより、その関係が明らかになったのです。

★リウマチとビタミンD

2015年、自己免疫疾患の一つである関節リウマチとビタミンDとの関連について、臨床リウマチの専門ジャーナルにポーランドの研究が報告されました(J Clin Rheumatol.2015)。研究によると、リウマチ患者(97人、平均年齢59.4歳)の76.3%にビタミンD欠乏が見られたそうです。また、血中ビタミンDの値が低いとリウマチの活動度が高く、生活の質(QOL)が低下する傾向が見受けられるとされています。

★屋外労働者と屋内労働者

イギリスのスコットランド地方の住民を対象に「放射紫外線量の季節変動と血中ビタミンDとの関係」が調査されました。

①一年中、外で仕事する人
②一年中、室内で仕事する人
③ 長期間、日に当たれなかった人

の3タイプに分けたところ、①タイプの人がもっともビタミンDの保有量が多く、下に行くほど少なかったのですが、どのタイプの人も冬から初春にかけての時期が血中のビタミンD保有量が減ります。また、保有量は明確に差があり、③タイプの人は常に低く、いちばん多いときでも、②タイプが一番少なくなる冬ぐらいしかありません。①タイプの人も冬のビタミンD保有量は減りますが、常に水準が高いという結果でした。生活環境が大きくビタミンDの保有量に影響することが、この実験で確認されました。

紫外線で「カルシウム・パラドクス」に備える

カルシウムが骨を作る時に必要な成分であることは、皆さんご存じの通りです。摂取されるカルシウムの99パーセントは骨や歯に貯蔵され、骨は人間の体を支え、脳や内臓を守るという、大切な役割を担っています。

しかし、実は、骨や歯に貯蔵されている以外の残り1パーセントのカルシウムも、私たちの体にとって、とても重要な役割を果たしていることを、ご存じない方もいらっしゃるのではないでしょうか。

この1パーセントのカルシウムは、カルシウムイオンというかたちで、血液に溶け込んでいます。

全体からすればわずかな量ですが、心臓の働きや脳の働き、あるいは血液の凝固を助けるなど、私たちの生命活動に大きく関わっています。

また、血中のカルシウムイオンには細胞内の情報を伝達する役割があり、免疫応答を担当する細胞の分化や、免疫活性物質「サイトカイン」の生産もサポートしています。

つまり、血中のカルシウムイオンの不足は、私たちの命に関わる大変深刻な問題なのです。


そこで、私たちの体に起こるのが、「カルシウム・パラドクス」という現象です。

カルシウムは体内で作り出すことのできない栄養素です。

外から摂取するしかないのですが、その摂取量が足りない場合は、骨からカルシウムを取り出して血液中のカルシウム不足をカバーしようとします。

血液中のカルシウムが生命活動に関わっている以上、優先順位が高くなるのは当然ともいえますが、その結果、今度は骨のカルシウムが減って弱くなり、骨粗鬆症などにつながることもあります。

このように、体内のカルシウムが不足しているのに、血液中のカルシウム濃度が上がるという現象を「カルシウム・パラドクス」と呼びます。

しかも、補充が過ぎて血液の中で余ってしまったカルシウムは、細胞や血管中に入り込み、高血圧に脳梗塞、自律神経の異常、イライラ症状など、さまざまな病気の引き金となる可能性があります。

健康な体を維持していくためにも、日頃からカルシウムを多く含む食品を摂取することが大切ですし、カルシウムの吸収を促進するビタミンDもしっかりと作っておくことが必要でしょう。

ちなみにビタミンDとカルシウムの関係について、次のような実験が行われたことがありました。

「ロバート・ニアと彼の同僚は、年配者のグループを対象にしてカルシウム吸収の研究を行った。

全員が、1日に約200IUのビタミンDを食事から摂り、フルスペクトルの光（紫外線を含む）のもとで生活する人、通常の室内の光で生活する人に分けて調査した。

その結果、紫外線を全く受けないグループはカルシウムの摂取量が25％減り、紫外線を受けるグループは15％増加した。

つまり、紫外線を受けるグループは、受けないグループより、食事からカルシウムを40％多く吸収することができた」

どちらも食事でビタミンDを摂取しているのに、紫外線を受けるかどうかでカルシウムの吸収量に大きな違いが出ています。

このことから、紫外線を浴びてビタミンDを生成するのは、とても重要なことだとわかります。


ただし、太陽から降り注ぐ紫外線の照射量は、季節や地域によっても異なります。

もちろん、生活スタイルによっても、日中はなかなか外に出られないという方もおられるでしょう。状況はその方によってさまざまですが、ビタミンDが不足しそうな時こそ、光線療法の出番だと思うのです。

紫外線のさまざまな効能

ここまで、紫外線とビタミンD、カルシウムの関係について述べましたが、紫外線が私たちの体にもたらすメリットは、それだけではありません。

例えば、疥癬（かいせん）やアトピー性皮膚炎の患者さんに紫外線を当てると、症状が改善するのも、皮膚科の先生の間では知られていることです。

紫外線には免疫力を制御する作用があるので、皮膚で過剰に働いていて症状を生じさせている免疫力の抑制に利用するわけです。

この他にも、紫外線が血圧を下げることが、１９００年代の初頭にはわかっています。実際、一度紫外線治療を行なっただけで、高かった血圧が低下し、その効果が５～６日間続くという研究例があるそうです。

また、コレステロールを減らしたり、体重の減少を助けたりすることも、実験からわかってきています。

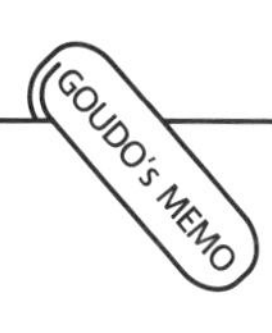

紫外線についての研究

悪者になりがちな紫外線ですが、下記のように体にさまざまな良い作用を持たらすことも報告されています。

★近視進行を抑制
慶應義塾大学医学部眼科学教室(坪田一男教授)、光生物学研究室(主任研究員：栗原俊英特任講師)の鳥居秀成特任助教らは、ヒヨコを用いた動物実験とヒトの臨床研究を通じて、波長360~ 400ナノメートルの光(バイオレット光・紫外線)が近視進行(眼軸長伸長)を抑制することを世界で初めて発見しました。

★紫外線と性ホルモン
ボストン州立病院での研究で、アブラハム・マイアソン博士は、紫外線によって男性ホルモンが120%まで増加することを発見しました。また女性ホルモンの分泌レベルも高めるとしています。別の医学実験では、発情ホルモン(エストロゲン)の急激な吸収ピークは紫外線領域内(290ナノメートル)であることがわかっています。

★紫外線と感染症、喘息
紫外線は数種の結核性細菌を含む感染症の細菌を殺すことに有効であることが発見されています。1933年、F・H・クラドセンは著書『光療法』で紫外線で治療した165種の病気を列挙しています。重い喘息患者が紫外線治療を受けると、楽に呼吸できるようになったという報告例もあります。

★紫外線とコレステロール
高血圧と関連のある循環器障害の患者さんに、紫外線を照射する実験を行ったところ、最初の照射後2時間で、患者の97%は血清中のコレステロールレベルが約13%低下し、うち86%の患者さんが24時間経過した後もそのレベルを維持しました。

★紫外線と心臓
トゥレイン医科大学のレイモンド・ジョンソン博士が20人に紫外線を照射してみたところ、20人中18人について、平均39%も心拍出量(心臓が、1分間に送り出す血液の量)が増加しました。

赤外線で血流を促進する

赤外線に温熱効果があることは、ご存じだと思います。

また、体が温まることで血流が良くなることも、皆さんは経験的に知っておられるでしょう。

赤外線は体内深部約15センチメートルにまで達し、血液内の赤血球（ヘモグロビン）に当たり発熱します。

しかし、体温が極端に高くなるのは、体にとって良いこととはいえません。私たちの体を構成しているのはタンパク質であり、熱によってそれが変質してしまうかもしれないからです。

そこで、体の恒常性が働いて、熱くなっている部分に36℃の血流を送り、温度を下げようとするのです。

以前、埼玉県のM先生は、

「このように血液が送られる作用は、車のラジエーターに似ていますね」とおっしゃっていましたが、その通りだなと思います。

赤外線の照射によって温度の高くなった部分を冷やすために多量の血液が送られることで、血流も良くなります。

そして体中から、強くて元気な血液が、照射された部分に集まってくるわけです。

「もし、その場所にがん細胞があったとしたら、元気な血液の免疫細胞ががんを退治し、正常な細胞に変えていくことができると考えられます」とM先生は説明してくださいました。

がん細胞は体温が35℃台の時に活発に増殖しますが、熱に弱く、正常の細胞が43〜44℃で死滅するのに比べて、がん細胞は39・5〜42℃で死滅するといわれています。

この温度の違いを利用した温熱療法も見直されるようになっていますが、

「赤外線の作用ばかりが注目され、紫外線の作用が重要視されていないのは、本当に残念です」という、M先生の言葉がとても印象に残っています。

赤外線の作用だけでなく、可視光線や紫外線の良いところも一緒に利用できるなら、それに越したことはありません。

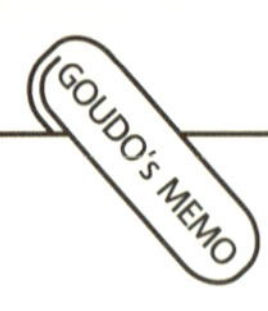

赤外線についての研究

赤外線を用いた「がん光免疫療法」の国内初の臨床試験が2018年に始まり、治療法として期待されています。

★副作用の少ない治療法

赤外線にもその波長によって種類があり、近赤外線は、可視光線にもっとも近い波長域にあります。身近なところでは、テレビのリモコンなどに使われているそうです。

米国立衛生研究所の主任研究員、小林久隆医師が開発した近赤外線を用いてがんを治療する「がん光免疫療法」の臨床試験が、2018年3月に国立がん研究センター東病院で始まりました。

この治療法は、がん細胞にだけ結合する抗体に、近赤外線に反応する物質を付け、それを薬剤として患者さんの体内に入れて行います。その後に近赤外線を当てると、抗体と結合したがん細胞が化学反応によって破壊されるのです。

近赤外線は無害で安全性が高く、また、この治療法の副作用はほとんどないそうです。治療法を開発した小林先生は、メディアの取材に対して、皮膚がんのような身体の表面に近いものだけでなく、全身のがんの8～ 9割はこの治療法でカバーできるのではないかと語っておられました。

★細胞の「デス・スイッチ」をONにする仕組みも判明

2018年4月、北海道大学の小川美香子教授、米国国立がん研究所小林久隆主任研究員たちの研究グループは、株式会社島津製作所、名古屋大学高等研究院・大学院医学系研究科の佐藤和秀S-YLC特任助教たちと共同で、近赤外光を用いた光免疫療法の治療メカニズムを解明し、アメリカの「ACS central science』誌に論文を発表しました。

質量分析装置・原子間力顕微鏡などによる解析を行った結果、光化学反応により抗体につけた物質の化学構造が変化し、脂溶性の構造に変わることが見つかり、この物性変化によってがん細胞を破壊する「デス・スイッチ」がONになるとわかったのです。今回の研究より、この全く新しい光化学反応を用いた細胞の殺傷方法は、今後のがん治療を大きく変えると期待されています。

血流が良くなると体が活性化する

血流は、栄養分や酸素を体中に運んだり、体内に生じた老廃物や余分な水分を運んだりする運搬役です。

ただ、あまり意識はされていませんが、血流はもう1つ、大切なものを運んでいます。

それが、「温度」です。

温度が熱くなりすぎるのはいけないと先述しましたが、体が健康な状態を維持するには、体内深部では38℃前後の体温が適しているといわれています。体表の温度でいえば、36・5～37℃が目安になります。

皆さんの体温はいかがでしょうか？　この温度に満たない方もたくさんおられるのではないでしょうか。

最近、日本人の低体温化が問題視されていますが、体温が低くなれば、血液の温度も当然低くなります。

冷えた血液はドロドロとしてスムーズに流れにくくなり、体に必要なものを運んだり、不要なものを持ち去ったりすることができなくなります。

そして、栄養や酸素が行き届かないと、必要なエネルギーを作り出すことができず、細胞の活動も低下してしまいます。

このような状態が体調不良や病気につながっていくのです。

一般的に、体温が1℃下がると、人の基礎代謝は12～20パーセント、免疫力は37パーセント下がるといわれています。

低体温の悪循環に陥らないよう、日頃から体を温めることは、とても大事なことなのです。最近は「温活」ブームで、書籍や雑誌、インターネットでも、さまざまな方法が紹介されていますから、ご自分で「これならできそうだな。続けられそうだな」というものを見つけていただき、できるところから始めてみてはいかがでしょうか？

もちろん、光線療法での「温活」は、効果がとても高いのでおすすめです。

光線療法を治療に併用する

ここまで読んでいただいて、光線を利用するとさまざまな作用が期待できることを、少しでもお伝えできたのではないかと思います。

私自身も自分や家族、友人のケガや、さまざまな体の症状に、光線治療器を利用してきました。

ですが、「光線療法だけが治療法」などとは思っていません。

実際に、病院に通われながら光線療法を利用されている方もたくさんいらっしゃるのです。

私のサロンにいらしたAさんという男性も、抗がん剤治療の途中から光線療法を併用されることにしたお一人でした。

その方の体験をご紹介しましょう。

サロンを開業してからも、私は時折、主人の出雲そばのお店に顔を出していました。

そこでAさんをお見かけし、以前にお会いした時とご様子があまりに変わっておられたことに驚き、声をおかけしたのが始まりです。

その時は、詳しいことはお聞きしませんでしたが、とても痩せられて元気がなく、疲れているように感じられました。

それで、光線療法を試してみてはどうかとおすすめしたのです。


翌日すぐに、Aさんは奥さんと一緒にサロンに来てくださいました。

詳しくおうかがいしてみると、Aさんは胃がんを患い、胃を全摘する手術をされたとのことでした。

その後、再発防止のために抗がん剤治療を続けておられるそうですが、その副作用があまりに強く、吐き気がするために食事がとれない、食べられたとしても吐き戻してしまうとおっしゃるのです。

そして、体力が落ち、弱っていっていることを自覚されていて、ご自身の今後を悲観的に捉えておられました。

そこで、私は光線療法についてご説明しました。

光線療法には、体を温める作用があります。

体温が上がり、血流が良くなれば免疫力も高まり、Aさんを悩ませている症状を和らげることができるのではないかと考えたのです。

初めてサロンにいらした日に、光線の全身照射を試してみたところ、ご本人も心地良く感じられたということで、抗がん剤治療を続けながら、光線療法もしばらく試してみることになりました。

サロンに通い始めて2、3ヵ月ほど経つと、Aさんの吐き気はだんだんおさまってきて、食事がとれるようになりました。

だんだんお顔の血色も良くなり、ふっくらとしてきたのです。

また半年後には、お仕事も少しずつ始められるようになりました。

そして、その数ヵ月後には抗がん剤治療も無事に終わり、1年後には病院の先生からもバリバリ働いていいと許可をいただけたのです。

Aさんは、体調が戻ってからも、週に1度はサロンで全身照射を受けておられます。初めてサロンにいらした時は、倒れてしまうのではないかと思うほど弱々しく見えましたが、今は元気な笑顔で通っていらっしゃいます。

「この間、家族全員がインフルエンザにかかったのに、私だけ大丈夫だったんですよ。今では、家の中で私がいちばん健康なんじゃないかな」

と、明るくおっしゃっているのを聞いて、光線療法をおすすめしてよかったと、つくづく思いました。

病気の治療には、さまざまな選択肢があります。

Aさんのように、抗がん剤を使いながら、光線療法で副作用の症状を和らげるような方法も、選択肢の1つではないかと思います。

痛みに気づいたのは脳が目覚めた証

では、光線療法を取り入れたら、どんな症状もすぐにおさまるかというと、そういうわけではありません。

前述のAさんも、目に見えて症状が和らぐまでには、2、3ヵ月がかかっています。

体の状態や症状によっては、時間がかかるものもあるのです。

ところが、効果の実感まで時間があると、「全然変わらない」「むしろ、前よりも悪くなったかも」と、急に止めてしまう方もおられて、それが惜しいと感じることもあります。

私の友達のBさんは、指にこわばりとしびれを感じ、病院で診察を受けたのですが、原因がわからず、これという治療法も見つかりませんでした。

そこで、私のサロンに通うようになりましたが、通い始めて2ヵ月ほど経っても、なかなか症状に変化が見られず、やがて指先だけでなく、腕のほうに痛みまでが出るようになってしまいました。

Bさんも私も、なぜ症状が改善しないのかがわからず、いろいろな方にご意見をお聞きするようになりました。

大阪のN先生に、ご相談した時のことです。

私が症状を伝えると、N先生からは「神門さん、それはいい兆しだと思いますよ」というお返事をいただきました。そして、

「それは血流が良くなって、脳が活性化したために、痛みが感じられるようになったということですよ」とおっしゃったのです。

私も、それを聞いて、なるほどと思いました。

人は悲しいことや辛いことがあったりすると、できるだけ考えないようにしようとします。Bさんは少し前にご家族を亡くされる経験をしておられて、その悲しみのあまり脳が感覚を鈍くして、自分を悲しみから守ろうとしていたのかもしれません。

そんなBさんが光線に当たることで血流が良くなってきて、体の痛みにも脳が気づくようになったとは考えられないでしょうか。

「好転反応」という言葉をお聞きなったことがあると思います。

症状が良くなる前に、一時的に悪化したような状態になることをいいます。

症状はさまざまで、発熱や発汗だったり、痛みや腫れだったり、具合が悪い時には隠れていたものが、元気を取り戻すことで表面に出てくると考えられています。

火傷や打ち身などは、光線を当てている間はしばらく痛いですが、その後の痛みの引きが早く、回復までの時間も短くなります。

Bさんの腕の痛みも、体が少しずつ元気になり、痛みが脳に届いたのだと思うのです。

Bさんは、私のこの考えを受け入れて、現在も、サロンに通ってくれています。この先皆さんに、症状が緩和した事例としてご紹介できればいいと願っています。

第5章　気になる4つの病気と症例

今のままで、本当にいいの？

私のサロンには、いろいろな方がいらっしゃいます。ご自身の健康のことで悩んでおられる方、病気の治療を受けながら他の選択肢も検討されている方など、その内容も度合いもお一人お一人違います。

たくさんの方と接して特に思うのは、皆さんの体がとても冷えているということです。冷えは、体にさまざまな悪影響を及ぼします。

「第4章」で書いたように、血流が悪くなり、体に栄養が運ばれない状態では、パワーも出ませんし、栄養不足により細胞が弱ると、体のバランスが崩れ、ウイルスや細菌のような外敵の侵入を許してしまいがちです。

あるいは、体内の細胞に誤作動が起きても、それを止めることができない可能性もあります。

「ぜひ、自分の体の状態に目を向け、耳を傾けてほしい。
そして、健康づくりのために、できることから始めてほしい」

そんな思いを伝えることも、この本を書こうと思った理由の1つなのです。

この章では、私が特にお伝えしたい4つの病気（がん・糖尿病・アレルギー・不妊）について、書かせていただきます。

体の冷えがどうしてその病気につながってしまうのか、それを知ることで、ご自身の今の状態を振り返る機会にしていただければと思うのです。

また、それぞれの病気の後に、光線療法を取り入れられた方の症例もご紹介いたします。

もちろん、同じ病気でも個々人によって違いがありますから、そのまま実践すればよいということではありませんが、もしもの時に、治療をされる際の参考になればと思っています。

CASE① がん

現代は、二人に一人が「がん」になるといわれるほど、がん患者の方はたくさんいらっしゃいます。

自覚症状がないままに会社や自治体の定期検診を受け、がんが発見されたという方も多いようです。

そして、がん治療を始めて、つらい思いをされている方もたくさんいらっしゃることでしょう。

がん細胞は、ウイルスや細菌のように外から侵入して病気にさせるものではなく、誰もが体内に持っているものです。それでもがんが発症しないのは、免疫細胞ががん細胞を見張り、悪い作用を及ぼそうとすれば、退治してくれるからです。

免疫細胞の中で、この役割を担っているのが、リンパ球の中のＮＫ細胞です。

体が健康な状態であれば、こうした細胞の働きでがん細胞の増殖を防ぎ、がんの発症を防ぐことができます。

しかし、体の冷えやストレス、不眠などによって免疫細胞がきちんと働けなくなると、がん細胞を退治することができなくなります。

そうならないように、日頃から健康な体づくりを心がけ、免疫細胞がしっかり働けるようにしておきたいものです。


【症例紹介1】

「5年後の肺がんの再発を克服」　鳥取県　男性

平成13年3月14日、妻からの腎臓提供を受け、移植手術を行いました。

手術後はドクターからいわれていた副作用が全くなく、順調に回復しましたが、退院後5月の検査で肺がんが発見されました。

そこですぐに手術をして、がん細胞を無事に取り除くことができました。

移植手術をしなければ見つからなかったがんだったので、執刀してくださったドクターに妻と二人で「ありがとうございました。」と笑顔でお礼をいえるほどでした。

以後5年間は全然問題なく、仕事も生活も順調にいっていました。


そんな幸せもつかの間、平成18年夏前に肺がんの再発がみられ、医大で内視鏡による手術をしました。1ヵ月で退院。抗がん剤を服用しながらずっと仕事もしていました。

点滴での治療が始まりましたが、その副作用はすごくつらく、全身の体力を奪っていきます。8月頃には頭の毛が抜けて、薄く赤茶色の毛になってしまいました。

しかし、「どうも抗がん剤が効いていない」とわかり、妻と二人でドクターに相談し、抗がん剤をやめました。

その直後、たまたま「がん治療」に有効という「光線療法」を紹介され、試してみることにしました。

10月より先生に定休日も返上していただきつつ、毎日治療院に通いました。

11月からは2日に1回になり、体調もどんどんよくなり髪の毛も生えてきました。

12月からは3日に1回となっていましたが、検査の結果は変化なしとのことでした。

翌年2月末に、検診でCTを撮りました。

すると、なんとドクターの口から「影が見えん」と信じられない言葉が飛び出したのです。

「先生、見えないということはがんが壊死したということですか？」

「いや、わからん。少なくとも飛んでは（転移）いない」

以前、「3個のリンパ球にがん細胞が発見され、どこに転移するかわからない」といわれていたので、信じられないことでした。

「がんに勝った!!」

元気にしていただいた治療院の先生に、心から感謝しています。

【症例紹介2】

「胃がんを克服できたことのありがたさ!!」　栃木県　女性

平凡ではあっても、健康には自信のある生活を送っていたのに、ある日吐気(はきけ)がして「あれっ？　食べ過ぎたのかな?」と思っていました。

そして数ヵ月過ぎた頃、また吐気がし「ココアを飲み過ぎたかしら?」と思い、また通常の生活をしていました。

食欲はありましたが、自分でなんとなく「痩せたかな?」と思っていたら、2、3ヵ月で4キロも痩せてしまったので病院で胃カメラの検診を受けました。

その結果、「胃がん」といわれた時は「まさか」と思いつつも頭は真っ白になり、先生の説明も耳に入りませんでした。

帰りの電車の中で「どうしよう?　どうしよう?」と考えるだけで、気持ちの整理がつかず、家に帰ってからも主人にさえ、病名を話すことをためらうほどの状態でした。

主人が子供たちに話し、飛んで来た娘が私の痩せた姿に涙ぐみながら、「私が結婚したばかりなのに、もしものことがあったら嫌だよ」と泣いた時は、何とも言葉が出ませんでした。

「さあ大変」と家族で話し合い、手術はいつでもできるとの結論から、ひとまず娘の提案する光線療法を徹底的に試みることにしました。

まずは6台の光線治療器で1日に4〜5時間の全身照射を続け、2、3ヵ月に1回の病院での検査を受けながら、様子をみることにしました。

その間、がん細胞が大きくならないことと、食欲が出ることをひたすら願って、毎日続けました。

一時は体にあせものような発疹がぽつぽつとできて心配しましたが、続けるうちに肌もきれいになり、ひとまず安心しました。

また、夏の暑い日の光線照射はつらく、「なぜ自分だけが……」と考えて涙したこともありました。

そんな中で、病院の検査に変化が現れ始めたのです。

それまでの1年間は、検査のたびに「手術しなさい」といい続けていた先生が、首をかしげ始めたのです。

がん細胞が平らになってきたことに驚いている様子が窺えたのです。

その後、1年に1回の検査の指示があり、検査を受けながら今年で3年が過ぎましたが、異常がありません。

2年間というもの、毎日が辛く長く感じる日もありましたが、娘が「光線」に携わっていたことや、光線療法の先生の一生懸命なアドバイスが、私の体にメスを入れることなく、「がん」を克服させてくれました。そのありがたさを今、身にしみて感じています。

今は健康を取り戻し、幸福な生活を送りながら、「光線は健康に欠かせない宝物」と私は思っています。

CASE② 糖尿病

糖尿病には、Ⅰ型とⅡ型の種類がありますが、一般的に多いのは、Ⅱ型糖尿病です。Ⅱ型糖尿病は、膵臓から分泌されるインスリンというホルモンの分泌低下や、働きが悪くなることで起こります。

インスリンには、血液中の血糖値を下げる働きがあります。そのため、インスリンが不足すると、血液中の糖質（ブドウ糖）をエネルギーに変換することができなくなり、疲労感や空腹感やのどの渇き、皮膚の痒(かゆ)みなどの症状が表れます。

早期のうちであれば自己治癒することも多いのですが、初期のうちは自覚症状があまり出ないため、合併症を発症してから気づくという方もいます。

糖尿病の場合、この合併症というのがとても怖いもので、失明の原因となる網膜症や透析の原因となる腎症、手足のしびれなどの末梢神経症の他、動脈硬化や白内障、緑内障、壊疽(えそ)などが起こることもあります。

83ページでご紹介した治療院の院長先生から、光線治療法と出合う前に、ご自身の糖尿病の病状が進行し、足の指の壊疽が始まっていたというお話を聞いた時は、本当に怖い病気だと思いました。

糖尿病が発症する要因には、生活習慣に関わるものが多く、食べ過ぎ、飲み過ぎ、運動不足、肥満、ストレスなどがあげられます。

予防するには、まず、生活の見直しから始めましょう。

また、カルシウム不足はインスリンの分泌低下につながります。

カルシウムとビタミンD、紫外線についてはすでにご説明した通りですから、糖尿病予防に日光浴をするのもいいでしょう。

太陽光に当たって体が温まれば、細胞の働きも活性化し、膵臓でインスリンを作る酵素の働きも良くなります。

【症例紹介3】

「糖尿病を4ヵ月で克服」秋田県　男性

平成6年12月、私は脳梗塞で倒れ、脳研病院へ救急車で運ばれましたが、運良くほとんど後遺症もなく退院することができました。

原因は、糖尿病性細小血管症からのものだという説明を受け、退院後は血糖値を下げるための食事療法が始まりました。

妻は、医師の指示通りのカロリー計算による食事を懸命に作ってくれました。

もちろん私の体を思ってのことではありますが、私はいつも腹ペコ、妻の目を盗んでは間食をするありさまでした。

平成7年1月29日、妻の友人からの紹介により、H治療院で光線療法を開始しました。

当初は半信半疑でしたが、先生の糖尿病に対する詳しい説明を聞き、また「カロリー制限は不必要」との頼もしいひと言が気に入りました。

10日に1度は必ず先生が家に寄ってくれて、「どうですか」と聞いてくれるのでますます信頼し、１日も欠かさず毎日1時間以上照射しました。

開始から2ヵ月を過ぎ、３ヵ月目に入った頃から血糖値が下がり出し、満４ヵ月で血糖値が１００という正常値となり、医師より大変なお褒めの言葉をいただきました。

私は医師に対し「カロリー制限を守った結果です」とうそぶいていました。

Ｈ先生からは「６ヵ月頑張ってみてください。きっと効果が出ます」といわれておりましたが、まさか４ヵ月で完治するとは予想もできませんでした。

光線療法を紹介してくれたＩさんには、感謝の言葉もありません。

そして、親身に相談に乗ってくれたＨ先生、ありがとうございました。

今後も合併症の予防のため、毎日光線照射は続けます。

また、「糖尿病は不治の病」と諦めている人々に、私の体験談をぜひお知らせして、皆さまのお役に立ちたいと思っております。

CASE③　アレルギー

アレルギーは、本来は体を守るはずの免疫系が過剰に反応したり、本来とは異なる働きをするなど、体に好ましくない作用を及ぼす症状です。

アレルギーは、大きくⅠ型～Ⅳ型の４つの種類に分けられますが、私たちにいちばん身近なのはその中のⅠ型で、アレルゲンに触れてから、ほんの数分で症状が出てきます。

気管支喘息やアレルギー性鼻炎、花粉症などは、皆さんもよくご存じでしょう。

アレルギーが起こるのは、自律神経の副交感神経が優位になりすぎることが要因と考えられています。

副交感神経は、ウイルスなどを退治するリンパ球の数を増やしますが、増えすぎると、必要のないものまで退治してしまうことがあります。

交感神経と副交感神経がバランス良く働くように自律神経を整えるには、普段から規則正しい生活を心がけ、太陽の光に当たることが大切です。

体のバランスが整えば、免疫系も本来の働きを取り戻してくれるのではないでしょうか。

【症例紹介4】

「必ず治る」　愛知県　男性

高校1年の春、自然気胸という、肺に穴が空く病気にかかり、1ヵ月の間、入院しました。

自然気胸は軽いものなら普通、1週間ほどで退院できるそうなのですが、なかなか思うように治らず、入院して3週間後に手術ということになりました。

術後は1週間ほどで退院することができたものの、退院して1ヵ月後、胸のあたりや顔が赤くなって痒くなり始め、いつの間にか全身に広がり、病院に行くとアトピー性皮膚炎と診断されました。

病院でもらった薬はステロイドの入った飲み薬と塗り薬で、その薬を使用して半月ほどすると、ひどかった体のかき傷や赤みがおさまり、治ったかのように見えました。

しかし、しばらくするとまた痒くなり、薬を使用する前と変わらないくらいに戻ってしまいました。そして、また薬を使うということのくり返しでした。

また、ステロイドには副作用があるとも聞いていましたから、不安でいっぱいでした。

自分の中では、このアトピーとは一生付きあっていかなければならないのだろう、という諦めの気持ちになっていたのです。

アトピー性皮膚炎にかかって2年が過ぎた時、光線療法というものがあることを耳にしました。光を浴びてアトピーが治ると聞いたのですが、「そんなことで本当に治るの？」と半信半疑でした。

その頃のアトピーの症状は2年前よりひどく、顔が真っ赤に腫れて体中かき傷だらけ、夜は痒くて眠れないような毎日でした。

そのため、半信半疑ではあったのですが、光線療法を受けてみることにしました。

治療の中で驚いたのは、今まで塗り続けていた薬、ステロイドをやめることができたことです。

薬を塗らなくても、症状がひどくなったり、元に戻ることがなくなりました。痒みも少しずつなくなり、かくことが次第に減っていき、かき傷もそれに伴ってなくなってきました。

初めは疑っていた光線療法を続けていくにつれ、素晴らしいと思うようになり、「この治療なら必ず治る」という確信につながっていきました。

現在、多少の痒みはあるものの、ひどかったかき傷もなくなり、真っ赤だった顔も良くなりました。

光線療法に出合えて本当に良かったですし、うれしく思っています。

院長先生やスタッフの皆さんにも、感謝の気持ちでいっぱいです。本当にありがとうございました。

【症例紹介5】

「光線療法に出合えて」　岩手県　女性

私と光線療法の出合いは、全くの偶然からです。

平成4年8月に、治療院を訪問したのがきっかけとなり、あまり聞きなれない光線療法の存在を知りました。

光線が全ての病気の治療と予防に役立つことをお聞きしましたが、ちょうどその頃、わが家でも、2人の子供がアレルギーの症状が出て困っているところでした。

上の娘は中3で受験を控えているのに、アレルギー体質からくる、鼻炎、鼻水、鼻詰まりに加えて、鼻骨はグニャグニャと動き、目は痒く、頭痛がし、皮膚はアトピーでカサカサ、関節のところはジクジクつゆが出て、本人も勉強どころではありませんでした。

ステロイドを塗り続けると、皮膚が黒ずみ薄くなるなどの副作用があります。その経験から、できるだけ、薬に頼らずに症状を改善できたらと考えて、食事に気をつけたり、薬草や健康食品など、アレルギーに効くといわれるさまざまな方法を試してみていましたが、どれも、これだという成果はあげられず悩んでおりました。

そこでさっそく、光線を使わせていただくことにしました。

鼻には赤・黄、体には緑・青カーボンを中心に毎日、2時間くらいかけたところ、1週間で全身の痒みや痛みが止まり、ニキビが消えて、2ヵ月程で、鼻の骨が固まって、鼻筋も通ってきて、心持ち高くなったと本人も喜んでおります。

また、今年小5の息子も、口のまわりが赤くただれたり、手がカサカサになったり、夜中に体が痒くて眠れないなどの症状が、いつの間にか出なくなりました。

光線治療器に出合えたおかげで、この1年、わが家は医者いらず薬いらずの日々です。


近頃は生活環境の悪化が影響してか、大人にも子供にも、アレルギーなどによる体の不調を訴える人が急増しているようです。

また、それに対する適切な治療法を見い出せないでいる方々に、この療法をおすすめして、大変喜ばれております。

今後も普及に努めます。

CASE④ 不妊

「不妊」とは、妊娠を望み、避妊せずに性生活を継続していても妊娠しない状態のことをいいます。

その原因が男性側にある場合、女性側にある場合、あるいは男性女性の両方に原因がある場合が考えられます。

男性側の原因には、無精子症や、精子の数や運動性の低下、勃起障害（ＥＤ）などがあり、女性側の原因には、子宮がうまく発育していなかったり、卵管や子宮頸部に障害があり、精子や卵子が運ばれなかったりと、妊娠のプロセスはとても複雑で、原因を見つけるのは難しいようです。

それでも、不妊治療をされるカップルはたくさんいらっしゃいます。

そんな方たちには、光線療法をぜひ試してみていただきたいと思うのです。

私のサロンにも、何人か不妊のお悩みでご相談にみえた方がいらっしゃいました。

皆さん女性でしたが、体がとても冷えていることが気になりました。

体が冷えていると、血流が悪くなり、体の細胞も元気がなくなります。

これは、男性にも女性にもいえることです。

また、女性の場合は、せっかく受精卵が子宮に着床しても、お母さんのお腹の中が冷えていたら、赤ちゃんの生育に影響が出てくる可能性もあるのです。

冷たい羊水の中で過ごすよりも、やはりポカポカと温かいお腹の中で大きく育ってほしいものです。

一人目の赤ちゃんを出産した後、ダイエットをして体温が低下するというお母さんもいますから、体が冷えていないか気をつけていただくことが大切だと思います。

また、紫外線によって体内に作られるビタミンDは、卵子の成熟や胚の着床にも必要なものであり、カルシウムの吸収を促す働きもあります。

お腹の赤ちゃんの体づくりのためにも、適度に紫外線に当たり、ビタミンDを作ることを心がけていただきたいものです。

【症例紹介6】

「不妊のため、光線療法を始める」　山形県　女性

結婚してなかなか子供ができないために、病院で卵巣の造影をしてもらいましたが、異常はないとのことでした。

なかなか子供ができないので、母さんに「子供はダメだから諦めてくれ」とまでいいました。冷え性で足が冷たくて、冬場は特に、つらい思いをしていました。

光線治療院の先生に、「冷え性が治れば必ず子供ができる」と言われましたので、治療に通いながら、自宅でも光線治療器2台で照射を始めました。

仕事は銀行勤めですので、忙しいとどうしても照射できず体調が悪くなりますが、照射するととても体が軽くなります。

光線を照射する前は、とても生理が不順で、生理がしばらくないので「もしや」と思い病院に行っても、残念ながら〝ダメ〟ということのくり返しでした。

今回も〝光線〟を使用してまだ1年も経っていないので、「また違うだろう」と思い病院に行かず放っていました。

しかし、あまりに長い間生理がこないので病院に行きますと、「オメデトウ。4ヵ月ですよ」と言われて、ビックリするやら、うれしいやらでした。

本当にありがとうございます。

つわりもなく順調に過ごしまして、12月13日が予定日でまもなくです。

出産が楽にできるようにと、先生に教えていただいたとおり、毎日毎日、欠かさず光線照射をしております。なお、光線は、緑と赤と黄カーボンを使用しております。

それから、義母が、台所で煮た湯を自分の右足にこぼして大火傷をおってしまいました。とりあえず水で冷やし、アロエで押えて光線治療院に向かいました。

ピリピリ痛く、腫れ上がり、光線治療院がある3階に一人で行けず、乗って行ったタクシーの運転手さんに背負ってもらいました。

すぐに照射してもらいましたが、普通に照射してもらうと熱くて痛いと言うので、少し遠ざけてもらうと楽になりました。しばらくするとすっかり痛みが取れ、そのまま約3時間照射してもらったところ、腫れもとれ、歩いて帰れるようになり、10日間で完治しました。

光線は火傷にも効果があると聞いておりましたが、これほどとは!! 本当にビックリしてしまいました。

今は家族全員が光線のファンになり、毎日全員で使用し、元気に暮らしております。

光線は、本当に良いものです。

第6章　光線療法Q＆A

本章では、よりよく光線療法を理解していただくため、よく質問されることをまとめてご紹介します。

Q. 誰でも利用して大丈夫なの?

A. 光線療法は、太陽の光を再現したものです。小さなお子さんでもお年寄りでも問題なく、日光浴ができる方ならどなたでも利用いただけます。

例えば、新生児黄疸の標準治療にもなっているくらいです。

黄疸はビリルビンという物質が体に蓄積すると起こりますが、光線は肝臓や腎臓からビリルビンを排出できるようにします。

また、病気の方だけでなく、普段の健康づくりのために取り入れていただくこともできます。

ただし、赤ちゃんに光線を当てる時には、時間は短めになさってください。

また、小さなお子さんは長い時間じっとしているのが難しいと思いますので、お母さんと一緒に利用するとよいかもしれません。

Q. 受けてはいけない人はいるの？

A. 残念ながら、いらっしゃいます。

光線を照射することで皮膚疾患を起こしてしまうような、光線過敏症の方にはご利用いただけません。

また、日光に当たらないようにしなければいけない疾病、例えば全身性エリテマトーデスやポルフィリン症などと診断された場合は、避けたほうがいいでしょう。

Q. 光線は痛くないの？

A. 光線そのものは痛くありません。

反対に、心地良さを実感される方が多いようです。

Q. 光を当てたらすぐに痛みがなくなるの？

A. 光を当てた瞬間に痛みが消えるというわけではありません。

私の経験では、軽い捻挫は1時間、小さな火傷は2時間ほどで痛みが消えましたが、ぎっくり腰の時は痛みが消えて歩けるようになるまでには半日かかりました。
しかし、その後も病院に行くことなく、すぐに普段の生活に戻ることができました。

Q. 光線で火傷するようなことはないの？

A. 治療器を正しく使われていれば、火傷はありません。
場合によって熱すぎるように感じる時は、治療器を置いている場所が近すぎるという可能性があります。

Q. 紫外線を当てても害はないの？

A. 紫外線には種類があります。
地上まで届く紫外線の中にも、一部害を及ぼすものが含まれてはいますが、日本人の場合、欧米の方より影響は少なく、極端に敬遠しなくても大丈夫です。

光線療法は、自然の太陽光とは違い、赤外線・可視光線・紫外線の割合を人体に合うように調整したカーボンを用いています。

太陽光に当たるのが不安という方にもおすすめだと思います。

Q. 光線療法でシミやソバカスはできないの?

A. 光線に紫外線が含まれているために、心配される方もいらっしゃいますが、光線療法で照射されるのは紫外線Aであり、日焼けを起こす紫外線Bはカットされていますので、影響はごく少ないと思われます。

また、紫外線でシミやソバカスが生じる原因には、使われている化粧品の成分なども関係していると考えられます。

特に、ソバカスについては遺伝によるといわれており、光線とは関係がないようです。

Q. どんな病気に効果があるの?

A. 本書の中にもさまざまな病名が出てきましたが、「この病気にしか効果がない」というものではありません。

光線療法は、体を温めて細胞を活性化したり、自律神経のバランスを整えたりと、免疫力・

自然治癒力を高め、健康の底上げをしていくものです。病気についても、さまざまな症状を癒すことが報告されています。

現代の医療では治療が難しい病気に苦しんでいる方や、副作用の強い治療に抵抗感のある方も、光線療法を検討されてみてはいかがでしょうか。

光線には薬のような副作用はありませんから、西洋医学や他の治療と併用されるという方法もあると思います。

病院で治療を受けていたり、薬を服用していたりする場合には、その旨を治療院で伝えた上で、施術を受けられることをおすすめします。

Q．他の治療と併用できるの？

A．治療の内容にもよりますが、併用できる場合が多いと思います。

私のサロンでも、抗がん剤治療と併用されている方がいらっしゃいました。

光線療法で体の免疫力が高まることで、他の治療を助けるケースも多いと思います。

Q. 複数のケガや症状がある時はどうすればいいの？

A. 治療院で施術する場合は、全身照射が基本ですが、特に気になる箇所がある場合は、全身照射に続いて患部照射を行うこともあります。

ケガの状態や症状によっても内容は異なるので、治療院でご相談いただくのがよいと思います。

Q. 妊娠中でも光線に当たっていいの？

A. はい、もちろんです。むしろおすすめしたいくらいです。

お母さんの体が元気なほうが、お腹の赤ちゃんも心地良く過ごせるに違いありません。

Q. ペットに当てても大丈夫なの？

A. こちらもおすすめです。

私の兄の家にいた犬にも、照射をしたことがあります。

20歳の高齢犬で、頭部に腫瘍ができて弱ってしまい、歩けない状態になっていたのですが、治療器1台を兄の家に置いて試したところ、治療器の前で気持ち良さそうに寝ていました。

そして、3ヵ月くらい照射を続けてみたところ、腫瘍は消え、すっかり元気になったのです。

様子を見に行った私を、玄関で大きくしっぽを振りながら出迎えてくれた時はうれしかったです。

犬や猫の場合でも照射方法は人と同じですが、動物は光線照射を本能で感じ取り、良し悪しを判断しますので、心配は無用です。ほとんどのペットは自ら光に寄ってくるでしょう。

Q. 火傷や打ち身は、光線照射より冷やすほうがいいのでは？

A. 冷やすと痛みが和らいだ感じはするかもしれませんが、それは一時的なものであり、体の細胞にとっては力を発揮しにくい環境になりそうです。

光線療法で血行を良くするほうが細胞も活性化し、結果的に回復も早くなると思われます。

Q. 古傷や慢性的な病気にも利用できるの？

A. 利用できます。ただし、古い傷や慢性的な病気の場合、光線の照射で疲れが出てだるくなったり、痛みが一時的に増したりして、悪化したように感じられることがあります。これは体が活性化して、体内の悪いものを外に出そうとしているためと考えられます。

症状が重い場合は1～2日休み、様子を見ながら続けるとよいでしょう。少しずつ体を慣らしていきましょう。

Q. 服を着たままではダメなの？

A. 光線は素肌に直接当てることで最良の効果を発揮しますので、着衣のままはおすすめできません。

着ていて害になることはありませんが、光線が皮膚の下まで透過できず、照射する意味がなくなってしまいます。

裸になることに抵抗がある方には、光線療法用に、照射する患部周辺だけを露出できる光線療法ウェアも開発されています。通信販売で購入が可能です。

Q.光線に当たるタイミングはいつがいいの?

A.特に時間に指定はありませんが、症状に気づいてから、なるべく早いほうがいいでしょう。

Q.光線療法の施術はどこで受けられるの?

A.光線療法の治療院が全国各地にあります。インターネットなどで検索すると、最寄りの治療院が見つけられると思います。また、光線治療器のメーカーさんから紹介してもらうこともできます。

Q.自宅でもできると聞いたけど?

A.光線治療器は、家庭用治療器として厚生労働省の認可を受けた商品なので、どなたでもご購入いただけて、使うことができます。操作も難しくはありません。

ただ、全身照射の場合は複数台の治療器が必要です。自宅に何台も揃えるのは大変ですので、治療院を利用するほうが便利だと思います。

健康づくりで利用されるなら、私のおすすめは「一家に1台光線治療器。月に1回全身照射」です。

ご自宅で毎日の習慣にしていただきながら、月に1度くらいのペースで治療院にお出かけいただき、全身照射をされるのがよいのではないでしょうか。

Q．どのくらい続ければいいの？

A．ケガや気になる症状がある場合は、毎日、回復したと自覚されるまで照射を続けていただくことをおすすめします。
また、回復した後も、可能であれば続けていただくほうがいいでしょう。

光線療法は、健康な体づくりに役立つものです。

習慣的に利用していただき、健やかな毎日を過ごしていただければと思います。

Q. 他に注意すべき点は？

A. 汗が出にくい体質の方は、施術台の覆いの中で照射を受ける際に熱中症を起こす可能性があります。

1台で部分的な照射を行う場合は、あまり心配はありませんが、複数の治療器で全身照射をする場合には、事前に水分を取り、照射中は体調の変化に充分気をつけてください。

また、光線を当てた直後の入浴は、照射の効果が落ちることがあるため、避けていただいたほうがいいと思います。照射から1時間程度はあけてください。

あとがき

「一家に1台光線治療器。月に1回全身照射」

望月先生の宝地図の講習会の最終日、私は自分の夢をこのように書いて発表しました。もうずいぶん前のことですが、この夢は今でも持ち続けていますし、夢の実現のために少しずつ歩みを進めています。

「出雲のそば屋のおばちゃんに何ができるだろう。自分が味わった、光線療法の素晴らしさをどうすれば伝えられるだろう」

そんなところから始まって、たくさんの方に支えられながらサロンを開き、こうして活動ができているのは、本当にありがたいことだと心から感謝しています。

西洋医学の進歩とともに、私たちは、「具合が悪くなったら病院に行き、薬を飲んで治す」ことが、「治療をする」ということだと思い込んでいるように思います。

実際は薬を飲まなくても、自然治癒力で、痛みや痒みが引くこともあるのですが、正直なところ、これは経験をした者にしかわからないことでしょう。

光線治療院を始められた先生の多くが、ご自分も健康の悩みを持ち、それを解決されたという経験をお持ちです。

先生方が、「自分のこの体験を、他の人にも伝えたい」という思いで開業されるのも、そのような今の医療の現状を反映しているように感じます。

健康に問題があっても、それを癒す方法は1つではありません。

また、日々の健康づくりの方法もいろいろあります。

でも、光線療法の存在自体を知らなければ、検討するどころか、選択肢にも加えてもらえません。

そこで、少しでも多くの方に知っていただきたい、取り入れていただきたいという気持ちで、「一家に1台光線治療器。月に1回全身照射」という言葉を宝地図に書きましたし、その夢を実現に近づける行動をしようということが、この本を出版する大きな動機となりました。

本書をお読みいただくことで、太陽光の大いなる恩恵と、光線療法の素晴らしさが少しでも伝わり、光線療法をもっと身近に感じていただけたなら、これほどうれしいことはありません。

もし、光線療法にご興味を持っていただけましたら、まずはぜひ一度、体験してみられてはいかがでしょうか。

光線療法の治療院は全国各地にあり、インターネットなどで検索すると、簡単に見つけられると思います。

「病院に行くほどではないけれど、体調が悪い」

「検査をしてもらってもよくわからない」

「薬をたくさんもらったけど、飲むことに抵抗がある」
そんな方には、ご自分の納得のいく方法が見つかるかもしれません。

ここで、私の最近の体験を一つご紹介したいと思います。

先日、2泊3日の予定で東京に出かけた際、初日の夜に宿泊先の部屋で転んで手首を痛めてしまいました。捻挫したようで物をつかむことも、動かすこともできなくなってしまったのです。ただ、手を動かさなければ痛みは感じなかったので、病院にも行かずそのまま東京での予定をこなして出雲に戻りました。

戻った日の夜はずっと光線を当てていましたが、翌日家族のすすめで病院の診察を受けたところ、先生から「骨折しています」と言われてびっくり。幸い手術をするほどのことはなく、簡易ギプスをつけるのみで許していただきました。

病院から戻った後も、私は時間を見つけては光線を手首に当て続けました。

全く握れなかったペンも10日ほどで持てるようになり、なんとか字が書けるまでになりました。骨折からそろそろ1ヵ月が経ち、ねじるような動きをしたり、重い物を持ったりすると痛みはあるものの、箸などは普通に使えるようになり、順調に回復しています。

骨折の程度にもよると思いますが、本来ならかなりの痛みが伴うはずです。しかし、私の場合はあまり痛みを感じることはありませんでした。

同じような手首の骨折の場合、ギプスが外れるまでに1ヵ月、その後はリハビリで痛みと戦い、元のように使えるまでにはさらに時間がかかるといわれます。

今の自分の状態を考えると、今回の一件でも、改めて光線との出合いに感謝しました。

自分がこうした経験をするたびに、もっと多くの人に光線療法を知ってもらいたいと強く思います。

本書執筆中の骨折は、改めて自分の願いを認識する良い機会になりました。

本書の出版に至るまでに、多くの方の力をお借りしました。

光線治療器メーカーの研修で光線療法の基本を学ばせていただき、全国各地の治療院の先生方と知り合う機会をいただきました。

鳥取県米子市で光線治療院を開いておられるS先生には、サロンの開業当時からいろいろなご相談をさせていただきました。

埼玉県久喜市のM先生ご夫妻、大阪府枚方市のN先生も、いつも有益なアドバイスをくださいます。本書の執筆についても参考となる情報をご提供いただきました。

また、最近、島根県松江市で「光線療法ひかり」を開業されたHさん、私のサロンに通ってこられていた出雲市「光線浴のれもん」のFさんや、雲南市「夢サロン福」のKさんのように、光線療法を介して仲間がどんどん増えて行くことは、とても心強いことであり、本書を書き進める上でも大いに勇気をいただきました。


この場を借りて、光線療法に関わる皆さまに、感謝申し上げます。

そして、本書を出版する機会をくださった、明窓出版株式会社の麻生真澄社長、坂牧健一編集長、出版のアドバイスをいただいた吉田浩さん、石野みどりさん、二木拓磨さん、浅井千春さん、ありがとうございました。

最後に、本書を手に取り、お読みくださった皆さまに、心からお礼申し上げます。皆さまが健康な毎日を送られることを、衷心よりお祈りしております。

令和元年十月　神門　良江

―参考図書―

『運動・からだ図解　からだと病気のしくみ』田中文彦監修（マイナビ出版）
『今すぐできる！ 免疫力を上げる31のルール』安保徹監修（学研プラス）
『川嶋流「温活」で心とからだの万病を防ぐ』川嶋朗著（メトロポリタンプレス）
『長生きしたけりゃふくらはぎをもみなさい』鬼木豊監修 槙孝子著（アスコム）
『光の医学』ジェイコブ・リバーマン著 飯村大助訳（日本教文社）
『病気を遠ざける！1日1回日光浴』斎藤糧三著（講談社＋α新書）
『1日15分、「日なたぼっこ」するだけで健康になれる』リチャード・ホブデイ著　藤井留美翻訳（シャスタインターナショナル）
『中学 詳説用語&資料集　理科』中学教育研究会編著（受験研究社）
『まんが セロトニン健康法』有田秀穂監修　松本麻希漫画（講談社）
『ナイチンゲールの『看護覚え書』イラスト・図解でよくわかる！』金井一薫編著（西東社）
『紫外線環境保健マニュアル 2015』環境省

日本セーフティ・タンニング協会　http://www.safetytan.org/article/13546757.html

タンニングサロンBRONZE 柏本店　http://www.j-bronze.jp/kashiwa-blog/

Photonてらす（浜松ホトニクス株式会社）　http://photonterrace.net/

大阪教育大学 天文台（大阪教育大学天文学研究室）　http://galaxy.cc.osaka-kyoiku.ac.jp/

e－ヘルスネット（厚生労働省）　https://www.e-healthnet.mhlw.go.jp/

omron All for Healthcare（オムロン ヘルスケア株式会社）

https://www.healthcare.omron.co.jp/

NHK健康チャンネル（NHK）　https://www.nhk.or.jp/kenko/

FNN PRIME（株式会社フジテレビジョン）　https://www.fnn.jp/

NIKKEI STYLE（株式会社日本経済新聞社　株式会社日経BP）　https://style.nikkei.com/

北海道大学　https://www.hokudai.ac.jp/

京都大学　http://www.kyoto-u.ac.jp/

慶應義塾大学　https://www.keio.ac.jp/

日本生殖医学会　http://www.jsrm.or.jp/public/funinsho_qa04.html

神門 良江（ごうど よしえ）

1947 年島根県出雲市生まれ
地元出雲にて小中学校の事務職員として 30 年間勤務したのち、
元公務員の夫とともに「そば処　神門」を開業。
14 年間のそば屋の女将時代に 光線療法と出会い、
2012 年にサロンを開業。
「1 家に 1 台、光線治療器」を目指して 体験会、イベント等を開催
している。
「夢サロンめぐみ」代表。

光線療法（こうせんりょうほう）の真実（しんじつ）

カーボンアークが
あなたの身体（からだ）を活性化（かっせいか）する

神門（ごうど） 良江（よしえ）

明窓出版

令和元年十二月二十日　初刷発行

発行者――麻生 真澄
発行所――明窓出版株式会社
〒一六四―〇〇一二
東京都中野区本町六―二七―一三
電話　（〇三）三三八〇―八三〇三
ＦＡＸ（〇三）三三八〇―六四二四
振替　〇〇一六〇―一―一九二七六六

印刷所――中央精版印刷株式会社

ISBN978-4-89634-405-9

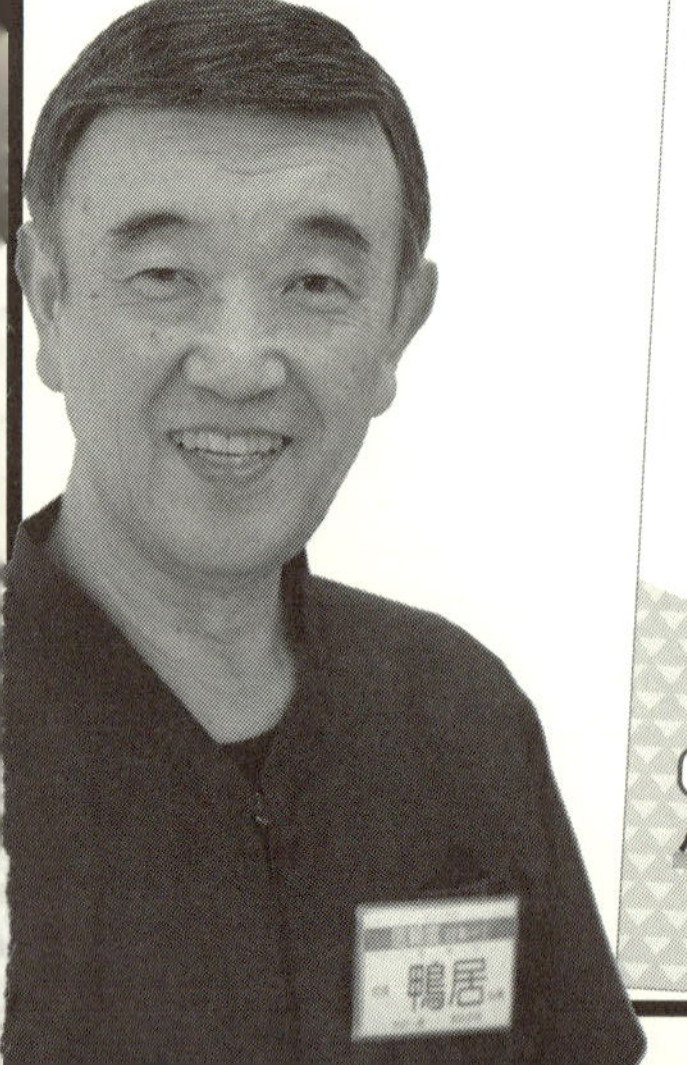
鴨居

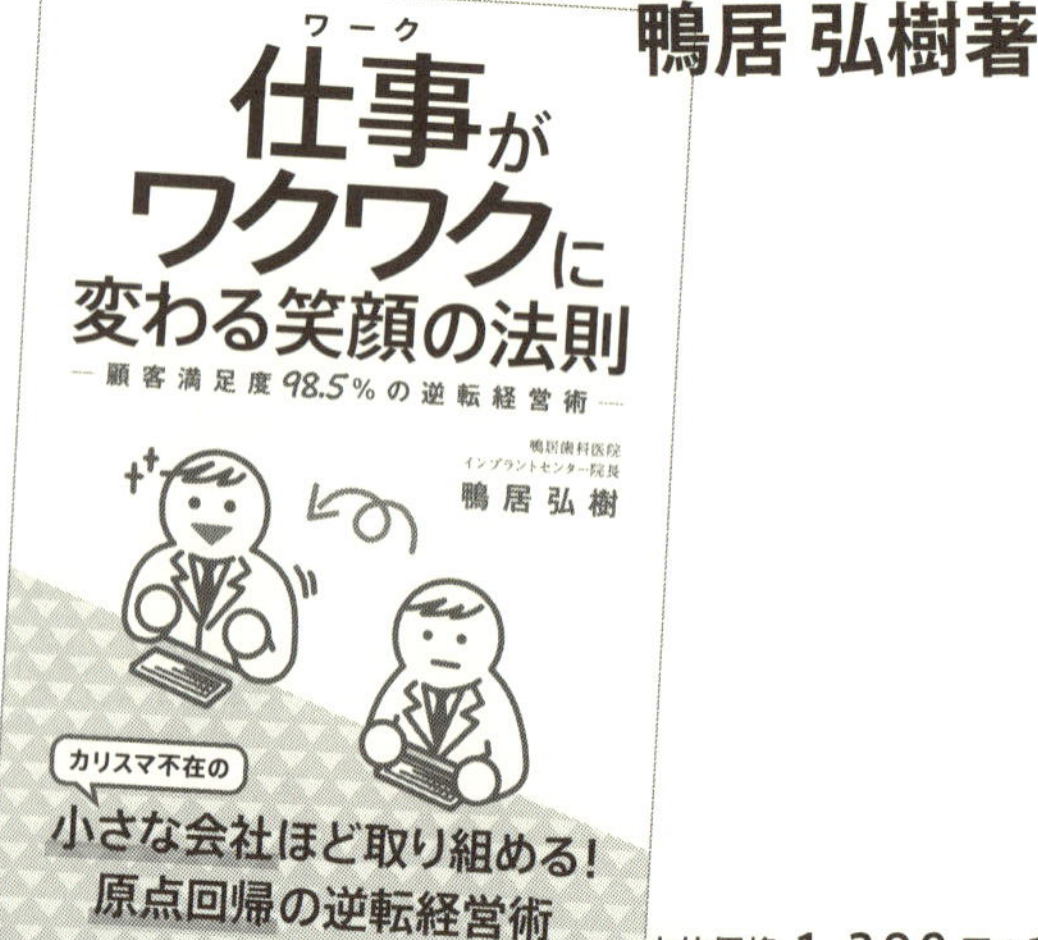
ワーク
仕事がワクワクに変わる笑顔の法則
顧客満足度98.5%の逆転経営術
鴨居歯科医院
インプラントセンター院長
鴨居弘樹
カリスマ不在の
小さな会社ほど取り組める!
原点回帰の逆転経営術